ちくま新書

健康寿命をの[illegible]科学

佐藤隆一郎
Sato Ryuichiro

1723

健康寿命をのばす食べ物の科学【目次】

第4章　食品には三つの機能がある——機能成分の可能性　091

第5章　コレステロールの真実——脂質代謝の乱れと生活習慣病　113

はじめに

五年ごとに厚生労働省から発表される完全生命表によると二〇二〇年時の日本人の平均寿命は、男性が八一・五六歳、女性が八七・七一歳でした。五年前と比べて男性は〇・八一歳、女性は〇・七三歳ほど延びていました。この割合で進むと二二世紀には、男性の平均寿命は九〇歳代後半、女性は一〇〇歳代に到達することになります。こうして平均寿命は確実に延伸していきますが、健康で自立活動が可能な期間である「健康寿命」を少しでも長くして人生を終わりたいものです。そのためには健全な食生活、適切な運動習慣が大事となることは容易に想像できます。

それではどのような食材をどのようなバランスで摂る食生活を送れば健康が維持されるのでしょうか。この疑問に対する明確な答えはいまだに提示されていません。本書では、ヒトと「食」との深いつながりを解説し、私たちが口にする食品にはどのような成分が含まれ、それらは私たちの体の中でどのような機能を発揮するのか、そしてどのような食品を選択して健康寿命を延ばすことができるかについて、食生活を自己管理できる基盤となる知識を提示することを目指しました。毎食何を食べるかは自分自身が判断・決定することであり、食に関する興味・知識なくして、健康を希求することは不可能とも言えます。

本書は以下のような構成になっています。

第1章では人間の寿命について考えます。平均寿命ばかりが取り沙汰されますが実は平均寿命よりも健康寿命のほうが重要です。では健康寿命はどうやって決められているのでしょうか。第2章では、脂質の過剰摂取の危険性についてお伝えします。食事からのエネルギー摂取量は、第二次世界大戦後にどのくらい増えたかご存知でしょうか。生活習慣病が急増している理由を考えます。第3章では、人類の進化に果たした食べ物の役割について見ていきます。ヒトは膨大なエネルギーを消費する巨大な脳を持つ、特殊な生物です。どのように脳を巨大化させていったのでしょう。第4章では、食品の機能成分についてお伝えします。食品が本質的に持つとされる、三つの機能を紹介するとともに、自らが食品を選びとることとの重要性を考えたいと思います。第5章では、テレビなどでもよく耳にするコレステロールについて解説します。ふだん生活習慣病などと結びつけて連想されがちですが、コレステロールは体内でとても大事な生理的役割を果たしています。それがどうして悪玉になってしまうのか、詳しく見ていきます。第6章では「畑の肉」とも言われる大豆の底力を紹介します。世界中で大豆を食べる国はわずかですが、健康寿命をのばす食べ物として注目されている科学的な根拠を説明したいと思います。第7章では少し視点を変えて、長寿を支える筋肉について見ていきます。健脚の持ち主は健康寿命が長いことで知られていますが、では筋量・筋力の維持を助けてくれる食品にはどんなものがあるのか、紹介します。第8章では本書のまとめとして、健康寿命を延ばすための食習慣を具体的にお示しします。もちろん、これだけ食べていれば健康という食品はありません。複数の食品を、適量摂取することが重要です。ただ、どの食べ物が健康にどう影響するのか、科学的に正しい知識を押さえておくことは重要です。いずれ「運動をする」から「運動を食べる」時代がやってくることでしょう。

英語のことわざに"You are what you eat."があります。「あなたが何を食べるかで、健康、人柄が決まる」という意味に解釈されています。健康に留意することなく、不規則にジャンクフードにまみれた食生活を送ると、不健康に陥るばかりでなく、人格そのものも「だらしない」「自制心に乏しい」ひとと評価される事が危惧されます。現在では国民に広く健康志向が高まり、体重をコントロールし、日々の運動の励行を心がける人を多く見かけます。このような潮流は日本人の健康寿命を延ばし、結果として平均寿命をさらに延長させることに結びつくことが期待されます。これから必ず迎える超・超高齢社会は、健康な高齢者が構成する社会にしなければ、健全な社会発展も円滑な経済成長も望めそうにありません。個人にとっても、社会全体にとっても健康寿命の延伸が喫緊の課題であることに疑問の余地はありません。

地球上における生命進化の歴史は三十数億年から四十億年程度と見積もられています。この進化の歴史の過程で、我々生物は常に飢餓と戦ってきました。限られたエネルギー源(食べ物)を異種生物、あるいは同種間で奪い合い、わずかな能力、条件の違いで適者生存の法則に従い、現在の生物種が生き残ってきました。ところが生命進化の頂点にいる人類の進化型である現代人の多くは、私自身を含め、自らの生存のために食物を獲得する術を持たず、飢餓に陥る心配など微塵《みじん》もなく、のうのうと生きている地球上で初めての生物ということになります。生命の歴史そのものが飢餓からの回避であり、食を獲得することがイコール生存を意味することを考えると、現代人の私たちは生物として健全な生き方をしているとは言えないかもしれません。

せめて食事の際に、いま自分は何を口にして、そこに含まれる栄養のバランスは理想に近いものであるかぐらいは意識し、食事内容に気を配りながら健康維持を心掛けるのは、知的生物として求められる生き方ではないでしょうか。超・超高齢社会を迎える日本において、自立活動が可能な期間、すなわち健康寿命を一日でも長くし、多くの人が高いQOL（Quality of Life：生活の質）を維持した人生を送ることができるように食への関心を高めたいものです。

「食」は栄養素、エネルギー源の供給、健康維持を私たちにもたらしますが、同時に「食」を介して人々が集い、そこから会話、談笑が派生し、おいしさに私たちは思わず顔をほころばせます。そのような食が紡ぐ他者との交わりによる副次的な恩恵を、コロナ禍は私たちから奪い取ってしまいました。この禍が沈静化したのちに、再び食を囲んで談笑の輪が広がることを願いつつ、健康のみならず、生存と表裏一体とも言える「食」の重要性を読者の皆さまが再認識していただけたら望外の喜びです。

第1章　平均寿命ってなんだ？

1　延びゆく平均寿命と健康寿命の関係

†波平さんって何歳？――平均寿命の推移

　日本人の誰もが知っている国民的漫画「サザエさん」に出てくるサザエさんの父親、波平さんは、何歳という設定かご存じでしょうか。いまだ現役として会社勤めをしていますが、かなり頭髪が薄くなりお孫さんまでいますので、六〇代後半ぐらいを想像してしまいますが、実は五四歳です。現在の同年齢の人と比べるとずいぶんとイメージが異なります。この漫画が『朝日新聞』に掲載され始めた一九五〇年代初頭の日本人男性の平均寿命は、六一歳でした。そこから逆算すると、当時の五四歳の男性が波平さんのように描かれても不思議ではありません。当時の定年は五五歳が一般的で、定年後の年金生活も一〇年未満です。超高齢社会に生きる現在の私たちとは大きく違います。

ここで大事なのは、この七〇年間で日本人男性の平均寿命が二〇年も延びているということです。

日本は世界有数の長寿国です。世界各国の平均寿命と比較すると男性は三位前後、女性は二位前後で、とりわけ高齢社会に突入したこの三〇年間を見ると男女ともに五年以上の延びを記録しています。二〇一三年には男性の平均寿命も八〇代となり、女性の平均寿命との差は継続的におおむね六年程度です。

平均寿命は、一〇〇人の死亡者の年齢を足して一〇〇で割った平均値ではありません。一〇万人のうち一歳未満の子どもが仮に九万九八〇〇人、二歳未満の子どもが九万九七〇〇人とすると、最後の一人になるまで各年齢の人数を足していき、それを一〇万で割ったものが〇歳児の平均寿命となります。たとえばある年の男性の平均寿命が八一歳だとすると、五〇歳の人には三一年以上の余命があり、平均寿命以上に長生きすることが予想されます。ですから現在、この本を読んでおられる方々も年齢の幅はあるものの、男性であれば八〇代半ばまで、女性であれば九〇代まで生き延びる可能性があります。

平均寿命は厚生労働省が作成し、公表する完全生命表と簡易生命表により算出されます。

完全生命表は国勢調査による日本人人口（確定数）や人口動態統計（確定数）をもとに五年ごとに作成され、簡易生命表は推計人口による日本人人口や人口動態統計月報年計（概数）をもとに毎年作成されます。したがって簡易生命表をもとに毎年公表される平均寿命は概数として算出されたものであり、二〇一五年、二〇二〇年と五年ごとに行われる国勢調査によって作成される完全生命表による平均寿命は確定値ということになります。そして最新の二〇二〇年の平均寿命の全国平均は、女性が八七・六〇歳で、男性は八一・四九歳でした。

†健康寿命とは

毎年七月過ぎにマスコミを通じて平均寿命が公表されますが、内閣府の報告によれば今後も平均寿命はさらに延び、二〇六〇年には男性八四・一九歳、女性は九〇・九三歳に達すると予想されています。

このまま日本人の平均寿命が延びるのは喜ばしいことではありますが、人生一〇〇年時代という言葉を聞くにつけ、長生きすることがイコール幸せな人生であるとも言えないと思えてきます。寝たきり、あるいは認知症を長く患《わずら》って生活する人生もあります。介護の必要なしに自立して活動できる期間、つまり「健康寿命」を少しでも長くできれば、それは実り多き人生へと繫がることになるでしょう。

健康寿命とはＷＨＯ（世界保健機関）が提唱した新しい指標で、「平均寿命から寝たきりや認知症など介護状態の期間を差し引いた期間」です。これは厚生労働省国民生活基礎調査により、全国から無作為抽出された国民を対象として「あなたは現在、健康上の問題で日常生活に何か影響がありますか」とたずね、「ある」と回答した人は不健康、「ない」と回答した人は健康とみなして計算しています。

国民生活基礎調査は三年ごとに実施されるため、健康寿命は三年ごとに公表されます。これはかなり主観が入ったものですが、数多くの回答結果から算出されるため、それなりの重みを持っています。最も新しい健康寿命は男性が七二・六八歳、女性が七五・三八歳で（二〇一九年）、二〇一〇年代の九年間に男性の健康寿命は二・二六歳、女性は一・七六歳ほど延びています。

†平均寿命と健康寿命の差

これまでは平均寿命が延びることをよしとする風潮がありましたが、多くの国民の興味は次第に健康寿命へと移ってきており、平均寿命と健康寿命の差、つまり健康寿命が終結したのちに介護を必要とする年数が最も重要な数字として捉えられています。最新の数字

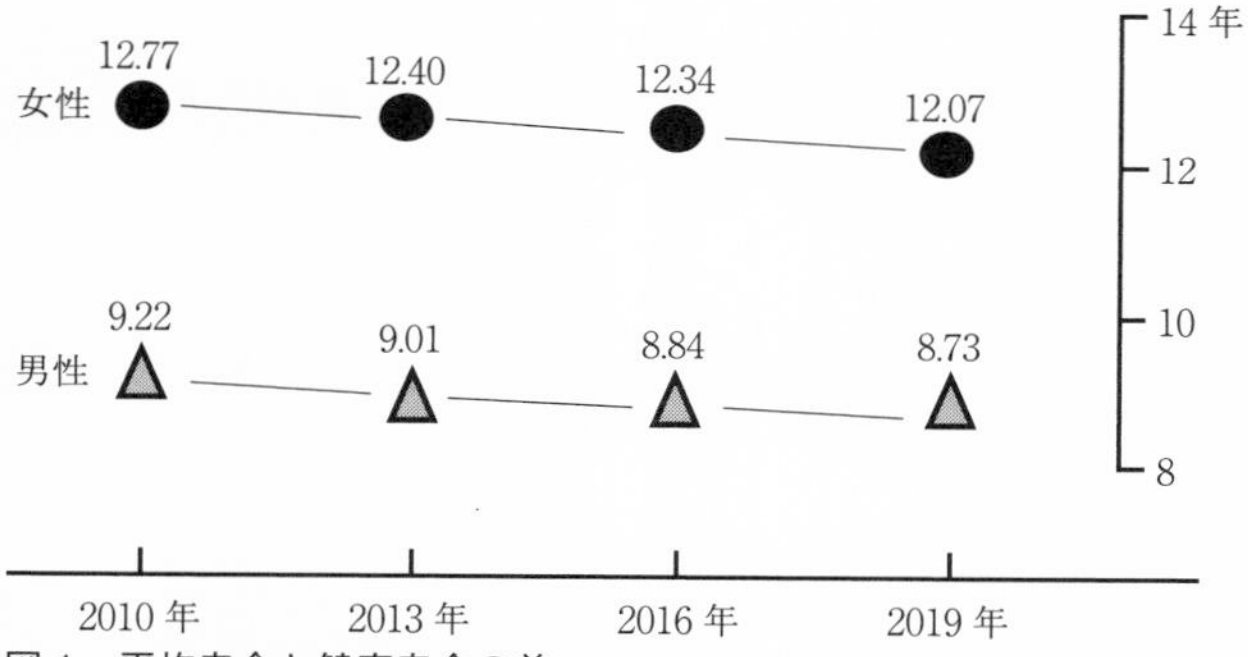

図1　平均寿命と健康寿命の差

では平均寿命と健康寿命の差が男性では約八・七三年、女性では一二・〇七年となっており（二〇一九年）、二〇一〇年代の九年間で女性は〇・七歳、男性は〇・五歳ほどこの差が縮まっています（図1）。

健康志向の高まりとともに高齢者の健康寿命は延びる傾向にあります。健康寿命を少しでも延ばすことは日本社会ならびに国民にとって大きな目標ですが、どんなに努力したところで平均寿命と健康寿命の差がゼロになることはありません。

しばしば高齢者の理想は「ピンピンコロリ」と言われ、これは健康寿命を過ごしている人が急病などで亡くなることを指します。たしかに介護を必要とする期間はゼロに近くなりますが、こういった場合は残された親族の喪失感が大きく、本人も無念のうちに寿命を閉じているのではないでしょうか。介護が必要な期間が短く、なおかつ支援・介護が軽度で済むよう健康状態を良好にし、年齢を重ねていきたいものです。

2　高齢化社会が抱える多くの問題

†超・超高齢社会の到来

アメリカのカリフォルニア州立大学バークレー校とドイツのマックス・プランク研究所の最近の調査結果によると、二〇〇七年生まれの日本人の平均的な（正確には中央値の）寿命は一〇七歳で、欧米諸国の一〇三〜四歳を上回っています。中央値の一〇七歳というのは、二〇〇七年生まれの一〇〇人のうち五〇番目の人の寿命であり、これによれば現在の中学生は一〇〇歳になっても同級生の半分程度が存命していることになります。これは驚きの世界で、世界的（ただし先進諸国にかぎる）に人生一〇〇年時代が到来していると言えます。

日本の人口は約一億三〇〇〇万人をピークとして減少の一途をたどり、その一方で全人口における高齢者の割合（高齢化率）が上昇しています。二〇二二年以降の高齢化率は三〇%、今世紀の半ば過ぎには四〇%にまで達するといわれています。高齢化率は社会における構成員のバランスを見るための重要な指標となります。

「高齢化社会」とは文字通り、高齢化しつつある社会ということを意味し、具体的には高齢化率(六五歳以上の人口の割合)が七%を超えている社会を指します。日本が高齢化社会の仲間入りをしたのは一九七〇年で、それから二四年後の一九九四年には高齢化率は一四%を超え、晴れて(!)「高齢社会」へと突入しました。高齢社会になるまでドイツは四二年、フランスでは一一四年を費やしたのに対して日本はわずか二四年で移行し、出生率が急速に減少して少子化が進行したことから二〇〇七年には高齢化率が二一%を超え、「超高齢社会」となりました。今世紀の半ば過ぎには高齢化率が四〇%を超え、「超・超高齢社会」が到来すると予想されています。

†東アジア地域の国々の高齢化

二〇一七年、筆者は台湾、中国、韓国で「食の重要性と骨格筋機能維持・改善」に関する講演をする機会に恵まれました。そこで各国の状況を調べてみたところ、日本の高齢化率(二七%)は他国を圧倒しており、台湾はちょうど高齢社会に突入したところ、韓国はその寸前で高齢化率は一四%前後でした。これらはいずれも日本の一九九〇年代中盤頃の数字に相当します。一方、中国は高齢化社会から高齢社会に移行しつつあるところで高齢化率は一〇％程度で、この数字は日本の一九八〇年代前半に相当します。

二〇六〇年頃の各国の推定高齢化率は驚くべき数字となることが予想されています。すでに述べた通り、日本では四〇％程度まで上昇するとされていますが、台湾・韓国でもほぼ同じレベルまで上昇すると予想されています。こうした推定値から台湾・韓国の研究者たちは、日本の状況を格好のモデルケースとして注目しています。

一方、中国では二〇六〇年の推定高齢化率は二〇％台前半とされており、三国の中では高齢化に対する危機感はまだそれほどでもありませんが、高齢化率が一〇％でもその総数は日本の総人口をしのぐため、高齢者問題は国家的な課題となりつつあります。

東アジア系の民族は遺伝的に共有している部分が多く、さらに食事の内容や体型もさほど大差がないため健康・医療問題を共有することが可能です。さらには儒教的な思想背景により家族形態・親子関係も似通っており、高齢者問題においても日本がモデルケースになり得ます。そのため、日本が種々の分野で高齢者問題に関する対策を成功させることはとても大事です。そうした事例は近隣諸国に多くの示唆を与えることができると同時に、日本にとっては大きなビジネスチャンスを生む可能性も秘めています。

†増加し続ける国民医療費

国民医療費が年々増加して社会問題となっていることは多くの人が認識していますが、それについての具体的な数字を知っている人は決して多くないでしょう。二〇一九年度の統計によれば医療費の総額はおよそ四四兆円で、国民一人あたりにすると年間三五万円になります。さらに全人口のおよそ一四％を占める後期高齢者（七五歳以上）の平均値は年間九三万円で、その総額は国民医療費の三九％に相当します。二〇四〇年頃には医療費総額が七〇兆円を超えるという試算もあり、医療費膨大化を防ぐべく、国民とりわけ高齢者の健康維持が最重要課題となっています。

筆者は学部学生を対象にした講義では、医療費の膨大化についてもう少し解説を加えています。自分は極めて健康で病院通いなどしないので、将来も医療費の負担は少なくて済むと思っている学生もいます。大学を卒業して給与所得を得たときに初めて、高額の社会保険料を負担することに気づくという話をします。日本ではすべての国民が何らかの公的医療保険に加入し、互いの医療費を支えあうという国民皆保険制度のもとで生活しています。たとえ極めて健康で医療費が少額であっても、国民の医療費総額が膨大化すればそれに応じて社会保険料は増額され、手取りの給与が減ります。この現実を知ることは問題の本質を理解するうえで非常に大切なことです。医療費の膨大化は対岸の火事ではなく、超高齢社会を迎えた日本における喫緊の課題です。

また医療費とは別に、介護サービスにかかる介護費用も膨大化しています。その年々の上昇率は四％前後で介護費用総額は一〇兆円を超えており、医療費・介護費用を合わせると五〇兆円超となります。この費用の上昇を抑制することも大きな課題です。

介護費用総額を減少させ、明るい超高齢社会を実現するためには個人が健康を維持して健康寿命を延ばし、介護が必要となる年数を短くし、なおかつ介護の程度を軽くすることが必要です。また労働人口が減少する少子高齢社会を維持するためには、健康な高齢者が労働人口の一部を支えることも必要となります。

一方、医療経済学の世界では健康寿命の延伸は長寿化には寄与するものの、生涯にかかる医療費の軽減には貢献しないと結論付けられています。たしかに健康寿命が延びて寿命が長くなればなるほど医療費もかさむことになります。健康寿命の延伸は高齢者本人が自立して生活できるようになるため、より質の高いＱＯＬを得ることができると同時に、それを支える家族・親族のＱＯＬの向上にもつながります。

†高齢者の社会参加と健康寿命

先ほども述べたように、今世紀の半ば過ぎには高齢者は全人口の四〇％を占めると予想されており、そうなれば健康な高齢者が労働人口の一部として社会貢献する必要が生じてきます。二〇一九年、金融庁の金融審議会は収入を年金のみに頼る無職世帯では約二〇〇〇万円の老後資金が必要になると報告し、大変な騒動となりました。中には人生一〇〇年時代を考えれば二〇〇〇万円でも足りないという意見も出てきて、国民の不安をかき立てることとなりました。

高齢者にこのような不安を抱かせない社会保障制度の構築が必要であることは言うまでもありませんが、それが十全に達成されそうもない現状においては高齢者が労働人口の一翼を担い、収入を年金のみに頼る期間を短くする必要があります。多くの高齢者が要支援・要介護状態となれば介護費用が膨大化するだけでなく深刻な労働人口不足となり、特に介護の分野ではそれが顕著となるでしょう。

日本では今後四〇年間、六五歳以上の高齢者人口（七四歳までの前期高齢者と七五歳以上の後期高齢者の総数）は三五〇〇万〜三九〇〇万人の間で推移し、大きく変化しないと予想されているため、この年齢層の健康寿命を延ばすことは大変重要です。老後資金のためというよりはむしろ、社会の一員として体を動かすことにより、健康寿命が延びることが期待されます。

こうした状況の中、各県の自治体は多様な取り組みを行っており、中でも大分県はその成功例として挙げられます。二〇一六年、大分県の健康寿命は男性三六位、女性一二位でしたが、高齢者が趣味や運動にいそしむ「通いの場」事業などの取り組みが功を奏し、二〇一九年には男性は一位、女性は四位と大躍進しました。

また、長らく男女ともに健康寿命が一位、二位を占めている山梨県には「無尽《むじん》」という、同級生や共通の趣味を持つ中高年が定期的に食事や旅行をする習慣があります。また同県では仕事を持つ高齢者の割合が全国二位であり、退職後に農業に従事する人も多いことが孤立を防ぎ、社会参加につながると考えられています。

東北大グループの大規模調査によれば、ボランティアや趣味、町内会や老人会などの地縁的活動の三種すべてに年数回以上参加した人は、不参加の人に比べて健康寿命が約五年長いという結果が出ています。よって労働人口の一部として働くことを含めて、高齢者の社会参加を社会全体で後押ししていくことが肝要となります。

3 介護されないために必要なこと

†高齢者介護の原因はなに?

それでは健康寿命が終わり、介護が必要となる原因は何でしょうか? 自立した生活が

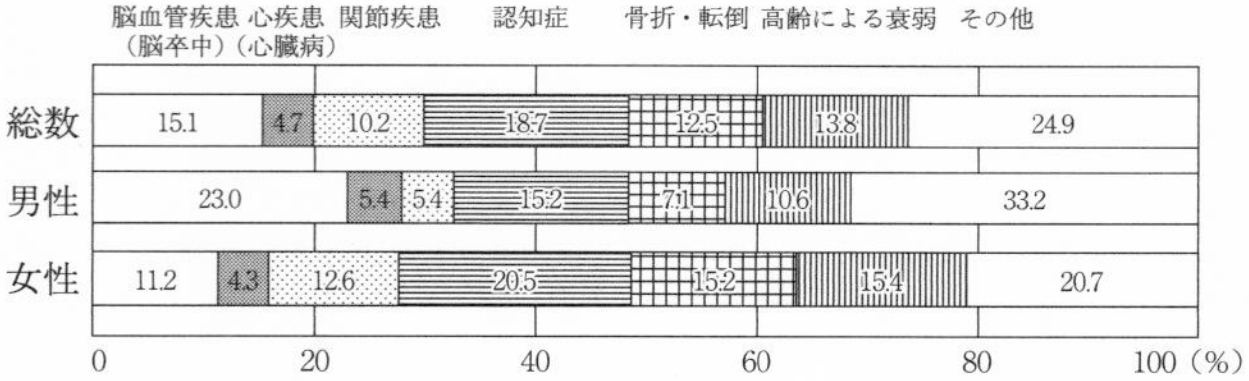

資料：厚生労働省「国民生活基礎調査」平成28年
（注）熊本県を除いた数字。

図２　65歳以上の要介護者等の性別にみた介護が必要となった主な原因

送れなくなると当然、サポートが必要となります。それを親族が支えるという選択もありますが、核家族化が進んだ現在では高齢者の近くに親族が住む割合は決して高くなく、その結果「介護離職」という社会問題も出てきています。

一方、介護保険制度を活用して高齢者の自立活動を支援するという選択肢もあります。介護制度には二つのカテゴリーがあり、軽度のサポートを必要とする要支援とそれより重度の要介護に分かれます。さらに心身の状態に応じて要支援は一〜二、要介護は一〜五とトータル七段階に分かれ、それぞれサービスを受けることができます。二〇一五年の調査によれば要支援・要介護の介護サービスを受ける高齢者の総数は六〇七万人で、五年間平均で毎年二三万人の割合で純増しています。

介護が必要となった主な原因を男女の総数で見ると認知症が最も多く、その割合は増加傾向にあります（男性で一五・二%、女性で二〇・五%）。また男性では脳血管疾患（脳卒中）の割合が最も多く（二三％）、女性のそれの二倍程度となっています（図2）。脳血管疾患の割合に性差があるのは女性ホルモンに血管を守る働きがあるためと考えられており、閉経後は女性にも脳血管疾患が多く見られるようになります。男性は中高年の時期に脳血管疾患の原因となる生活習慣病を未然に予防する努力が必要となります。

さらに「関節疾患」「骨折・転倒」「高齢による衰弱」という三つの原因の合計は男性・女性の総数でおよそ三六％（男性で二三％、女性で四三％）に達し、認知症・脳血管疾患をはるかにしのいでいます。これらはいずれも加齢に伴う身体機能維持能力の低下に起因するものであり、自立活動が可能な身体を維持することにより健康寿命を延ばすことが求められています。

†介護開始時期を遅らせるには生活習慣病に罹患しないことが大事

二〇二〇年に発表された推計によれば、六五歳以上の高齢者の一六・七％（約六〇二万人）が認知症有病者で、およそ六人に一人が認知症ということになります。また、この数字は二〇五〇年頃には八〇〇万〜一〇〇〇万人にまで増加すると予想されています。

認知症とは「記憶障害のほかに、失語、失行、失認、実行機能の障害が一つ以上加わり、その結果、社会生活あるいは職業上に明らかに支障をきたし、かつての能力レベルの明らかな低下が見られる状態」です。時折、大切な用件をすっかり忘れたりすることがありますが、忘れたという自覚がある間は単なる物忘れで、その自覚がないことが認知症のサインとなります。たとえば朝食のメニューを思い出せないことは問題がありませんが、朝食を食べたこと自体を忘れるという場合には注意が必要となります。

認知症の六〇～七〇％を占めるのはアルツハイマー型認知症で、これは八〇歳以上の高齢者の二〇％以上に認められ、アミロイドβと呼ばれる老人斑《はん》の沈着が脳組織に検出されます。また興味深いことに、アルツハイマー病患者の七〇％近くに高血圧症、脂質異常症、糖尿病などの生活習慣病の併発が認められ、これがアルツハイマー病発症の引き金になるともいわれています。

アルツハイマー病は三五年程度の経過をたどる疾患で、初めの二五年間は脳内で潜行性に進行し、症状が出てからは一〇年程度で死亡に至ると考えられています。現時点では治療法は存在していないため、中高年の生活習慣病の発症を未然に防ぎ、発症した際には辛抱強く治療に専念し、症状の悪化を防ぐことが必要となります。生活習慣病の発症を未然に防ぐためには後述するように適度な運動習慣とともに、健全な食生活を中高年齢期から心がけることが重要です。

もう一つ、介護の主な原因となる脳血管疾患は脳内での出血や血液循環障害により、半身不随に陥る可能性の高い疾患です。脳血管疾患には血管のつまりによる脳梗塞、血管の破れによる脳出血などがあり、いずれも脳細胞が損傷され、半身まひ、言語障害、意識障害などが生じます。また、脳動脈瘤が破れるクモ膜下出血も脳血管疾患に含まれます。

日本では一九五一年から約三〇年間、死亡原因の一位は脳血管疾患でした。かつての日本人の食生活は塩分摂取量が多く栄養状態も現代ほど良好でなく、血管そのものが脆弱であったことがその一因として挙げられます。現在、日本人の死亡原因の一位はがんで、脳血管疾患は三〜四位に位置しています。

脳血管疾患の中でも、最も患者数が多いといわれているのが脳梗塞です。これは脳の血管に動脈硬化が生じ、血管が詰まることで脳細胞に栄養が運ばれなくなった結果、脳組織が壊死《えし》してしまう病気で、壊死した脳の部位が司っていた機能に応じて症状が現れます。たとえば運動機能を司る部位が障害されると、手足のまひが現れます。

脳の血管が詰まる疾患に脳塞栓症があり、これは心臓などでできた血の塊(血栓)が脳に流れつき、血管を塞ぐ血管疾患です。また脳出血でも出血が発生した部位によって、その部位が司っていた機能に異状が生じます。高血圧の状態が長く続くと血管が脆くなり、最終的には破れて脳出血を起こすことになります。

脳血管疾患の原因、いわゆるリスク因子として高血圧症、脂質異常症、糖尿病が挙げられていますが、これらはいずれも動脈硬化の原因となり、血管障害を引き起こします。認知症と同様に、中高年齢期に生活習慣病の発症を未然に防ぐことが大事です。

†加齢とともに低下する身体機能維持能力

介護が必要となる原因のうち、「関節疾患」「骨折・転倒」「高齢による衰弱」の合計は男性・女性の総数でおよそ三六％（男性で二三％、女性で四三％）に達していることは先に述べました。これらはいずれも加齢に伴う身体機能の低下に起因します。

高齢者に多く見られる関節疾患は老化が原因で発症し、その大半は膝《ひざ》、腰、肘《ひじ》、指先などに生じます。特に膝痛が発生すると、関節を動かすことを避けるようになるため運動不足になり、さらに関節部位が拘縮《こうしゅく》して患部周辺の筋肉も衰えるという悪循環を生みだします。

老化に伴う筋肉量の低下、関節疾患による運動不足などが原因となり、日常生活の中で小さな段差につまずき転倒・骨折する頻度が増します。加齢とともに年々筋肉量が一％程度減少しますが、骨折・転倒で仮に二週間ベッドで過ごすと一年分に相当する筋肉量が減少し、最悪の場合はそのまま寝たきり状態になることもあります。そのため高齢者は転倒に注意する必要があります。

加齢とともに身体ロコモーション機能が低下することは不可避であり、健康寿命を延ばすためには、その低下速度を穏やかにしていくことが必要です。そしてそこでは、食生活に気をつけることが極めて重要となります。本書ではそのヒントとなることを語っていきます。

第2章

脂質摂取過剰は危険！——生活習慣病が急増した理由

1　日本人の食生活の急激な変化から見えてくるもの

†東京大学で食にまつわるサイエンスを展開する唯一の研究科

私の所属する東京大学大学院農学生命科学研究科は弥生キャンパスにあります。このキャンパスはかつて第一高等学校（旧制一高）の敷地でしたが、旧制一高はその後、東京大学教養学部として目黒区駒場へ移転し、代わりに農学部が越してきました。この近辺で赤焼きの壺が発見され、地名を取って「弥生式土器」と名付けられたことはあまりにも有名です。

縄文時代が終わり、農耕文化が定着した頃、この弥生の地を人々が闊歩していたことを想像すると心が躍ります。農耕文化は自らの「食」を自力で生産するという、それまでの生命進化の過程でいかなる生物も成しえなかったパラダイムシフト（新たな価値観の誕生）を生み出しました。こうして弥生人が定住していた場所で、現在は食に関するさまざまな研究がなされています。

東京大学では入学から二年間は駒場キャンパスで過ごし、一般教養はもちろんのこと、三年から志望する学部の学問のさわりの部分を学びます。

私もここ一〇年近く、年に一度は駒場に出向き、四月の第一週目に「食の科学」という講義を行ってきました。駒場では私に続き、六名の農学生命科学研究科の教員による七週間にわたるオムニバス講義が開かれます。これは文科系の学生も聴講できる人気の高い講義で、多い年には三〇〇名近くの学生が聴講します。

四月の駒場キャンパスは熱気に満ち溢《あふ》れ、難関を突破して新たな生活を始めた学生たちの緊張感と高揚感がこちらにも伝わり、心地よい緊張感の中で講義が行われます。

†戦後日本で生活習慣病が急増したのはなぜ？

本書には「食の科学」の講義内容の一部が含まれています。読者にもぜひ、私が駒場生に毎年出題するクイズにチャレンジしていただきたいと思います（図3）。

戦後日本で生活習慣病が急増した理由とは

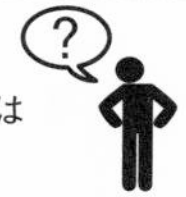

第二次世界大戦後、食の欧米化と飽食が進み、さらには慢性的な運動不足が生活習慣病急増の原因ともされています。さて、それでは現在の日本人の一日の平均エネルギー摂取量は戦後まもない一九五〇年と比べてどのくらい変化したでしょうか？

①減少　②1.4倍　③1.78倍　④2倍以上

図3　カロリー摂取の変化に関するクイズ

そのクイズとは、次のようなものです。「第二次世界大戦後、食の欧米化と飽食《ほうしょく》が進み、さらには慢性的な運動不足が生活習慣病急増の原因ともされています。さて、それでは現在の日本人の一日の平均エネルギー摂取量は、戦後間もない一九五〇年と比べてどのくらい変化したでしょうか。①減少、②一・四倍、③一・七八倍、④二倍以上」。

一般の方々に向けた講演会でも同じクイズに挑戦してもらうことがありますが、多くの人が選ぶのは④で、最も少ないのは①です。選択肢をよく見ると③だけが小数点二桁まで表示してあるため、目ざとい駒場の学生の多くはこれを選びますが、実はこれは私が仕掛けたトラップです。

戦後間もない時期に比べて現在は飽食が進み、高カロリーの欧米食を口にする機会が増え、生活習慣病の患者が増加したというのは誰もが想像することで、④を選択するのは当然ともいえますが、このクイズの正解は①の「減少」です。

統計によれば、一九五〇年当時の日本人は食事から二〇九八キロカロリーのエネルギーを摂取していましたが、二〇〇〇年代に入ってからは、特に女性のダイエット指向の高まりとともに食事由来摂取カロリー値は低迷しており、二〇〇〇キロカロリーを切るのが現状です（二〇一八年の男女平均値は一九〇〇カロリー）。つまり、摂取カロリーが増加したことが生活習慣病患者の増加の直接の原因ではないということです。

もちろん個人のレベルで飽食・過食を続ければ肥満となり、生活習慣病の発症リスクも高まりますが、このクイズはあくまで国民全体としては、食事由来のエネルギー摂取量が時代とともに大きく上昇していないことを示しており、これは食と健康の関係をとらえるうえで大変重要な論点となります。

一九五〇年からの七〇年間のエネルギー摂取の変化を見ていくと、一九七〇年代に一時期、一・一倍程度まで上昇したことはありますが、その後はおおむね変化がなく、むしろ減少する傾向が続いています。現在と比べて、一九五〇年当時の摂取カロリーの算出方法はさほど厳密ではなく、統計値をそのまま単純に比較することには多少無理があるにせよ、生活習慣病患者の増加の原因が摂取エネルギーの大幅な上昇ではないことはたしかです。

†日本人の食生活の変遷

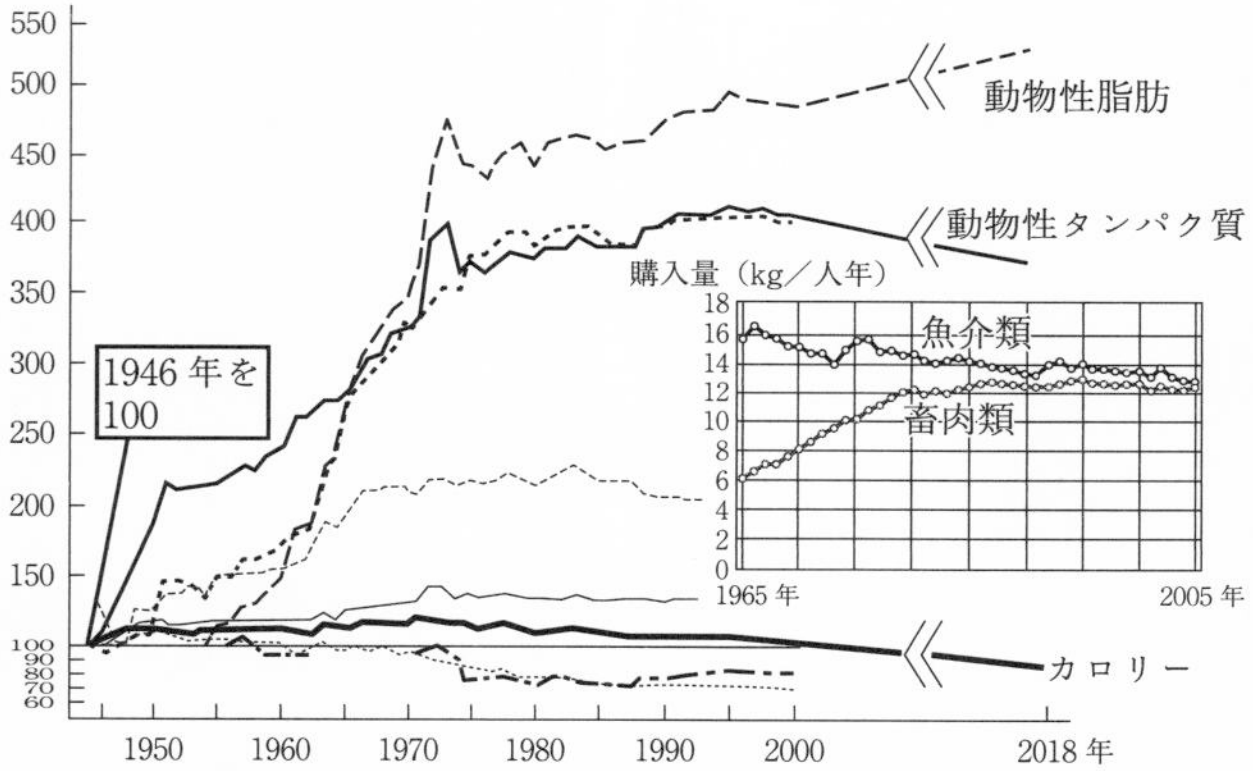

厚生労働省　国民健康・栄養調査より抜粋・加筆

図4　1946年以降の日本人の食生活の推移

それでは第二次世界大戦後、日本人の食生活の何が変化したのでしょうか。

図4では一九四六年時点での日本人の食事内容を一〇〇として、その後の推移を示しています。二〇一八年まで突出して増えているのは動物性タンパク質（良質タンパク質）で、一九四六年と比べて三・五〜四倍に上昇していますが、これは日本人の平均身長を伸ばすなど体格向上へと導いたと考えられます。筆者は昭和三〇年代生まれですが、一九六四年の東京オリンピックの頃、テレビで盛んに流れていた「タンパク質が足りないよ♪」というコマーシャルソングは今でも鮮明に覚えています。

中でも最も大きく上昇したのは動物性脂肪の摂取量で、この七〇年間でおよそ五倍強となっており、日本人の健康事情に大きな影響を及ぼしています。動物性脂肪は乳製品、畜肉（牛肉、豚肉、鶏肉等）、魚類から摂ることができます。

魚に含まれる魚油についてはさまざまな健康効果が報告されていますが、魚介類の摂取量は年々減少しています。これについては水産資源の減少とそれに伴う価格の上昇も大きく影響しているでしょう。図表に示したように、一九六五年からの四〇年間で二名以上の世帯での魚介類の購入量は二五％減少しており、その一方で精肉の購入量は二倍に増加しています。

筆者が大学生の頃、女子大学生に何を食べたいかとたずねて「焼き肉」と答える人はほとんどいなかったと記憶していますが（当時は親父食）、現在ではスリムな体型を維持している若い女性も何の躊躇《ちゅうちょ》もなく焼き肉を食べに行きます。本章で後に触れるように、この食習慣・食嗜好の変化が女性若年齢層で脂肪からの摂取エネルギーが高いという調査結果に表れています。

†魚介類の摂取減少による影響

畜肉に含まれる脂質は飽和脂肪酸に富んだトリグリセリドで、これはグリセロールに飽和脂肪酸が複数個結合した分子です。飽和脂肪酸に富んだ食事を摂り続けると肥満になりやすく、さらには動脈硬化などを発症する原因となります。

一方、植物性脂質や魚油には不飽和脂肪酸が豊富に含まれています。不飽和脂肪酸は室温では液状となります。たとえば植物性油脂でつくられたマーガリンは室温ですぐに溶けますし、食用油も液状です。一方、飽和脂肪酸、つまり畜肉の白色の脂身は室温でも溶けることはなく、固形のままです。たとえば乳脂肪分でできているバターは冷蔵庫から出してしばらく置かないと柔らかくなりません。このような物性の違いが脂肪酸にはあります。

さらに魚油にはω－3（n－3とも呼ばれる）脂肪酸と呼ばれる不飽和脂肪酸が含まれており、代表的な多価不飽和脂肪酸がEPA（エイコサペンタエン酸）、DHA（ドコサヘキサエン酸）です。不飽和脂肪酸は炭素原子のつながりが二重結合（不飽和結合とも呼びます）となっており、この結合を二つ以上持つ脂肪酸を多価不飽和脂肪酸と呼びます。

DHAは脳に多く含まれ、脳機能を支えています。欧米と比べると魚の消費量が多い日本人女性の母乳にはDHAが含まれています。牛はDHAを摂取せず、牛乳にはDHAがほとんど含まれていないため、日本の育児用調製粉乳（牛乳を原料に調製される）には、乳児の健全な脳の発育に必須な成分であるという考えのもとにDHAが添加されています。

魚摂取の有効性は多くの論文で明らかにされていますが、大規模研究を複数合わせた三六万人以上を統合した解析によれば、魚摂取が週に一～二回の人に比べ、ほとんど食べない人は大動脈疾患死亡が約二倍に上昇するとされています。
成人においてω－3脂肪酸を食事もしくはサプリメントなどで積極的に摂ることは脂肪燃焼（脂肪酸酸化）を促進するなど、健康維持にとって有効であることは多くの研究成果で示されています。

2　脂質過多な食生活は日本人に何をもたらしたか

†沖縄県の平均寿命の変遷

戦後七〇年の間に日本人の食生活は欧米化しましたが、これと生活習慣病患者数の増加との因果関係を実証することは大変難しいというのが現状です。これについては、沖縄県の平均寿命の経年変化から多くのことを学ぶことができます。

沖縄県は最近まで長らく、長寿県とされてきました。厚生労働省は五年ごとに都道府県別平均寿命を公表しており、沖縄県は日本復帰後の一九七五年の調査結果から女性の平均寿命で一位をキープし続けていました。二〇一〇年に初めて三位となり、二〇一五年は七位、二〇二〇年には一六位になりました。男性も全国の一〇位以内に入っていましたが二

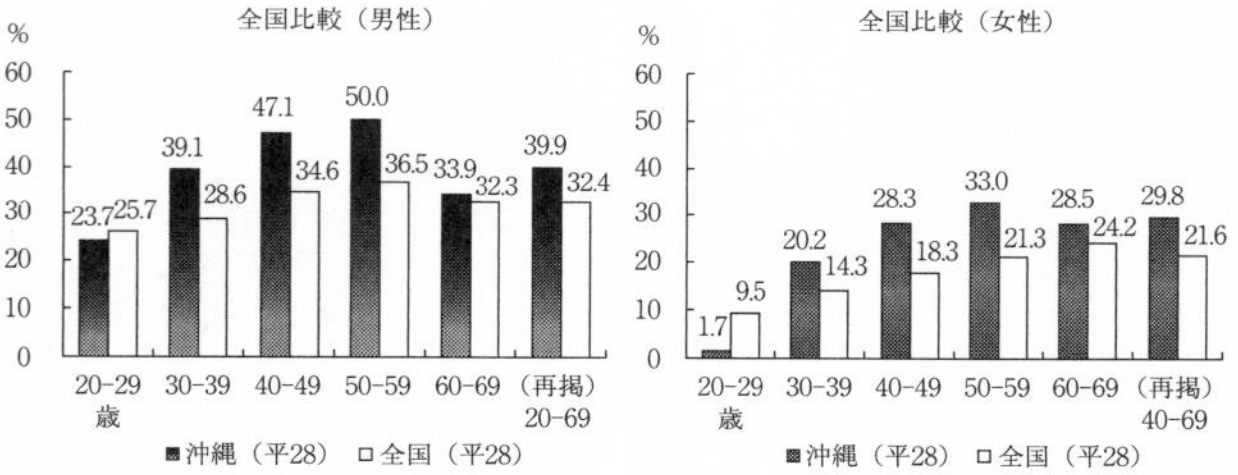

全　国：平成28年国民健康・栄養調査
沖縄県：平成28年度県民健康・栄養調査

図5　肥満者（BMI 25以上）の割合　沖縄県と全国の比較

〇一〇年に全国三〇位となり、二〇二〇年にはついに四三位まで後退しています。

食物繊維が豊富で低カロリー・低脂肪な健康食を摂っていた頃の沖縄県民は長寿でしたが、アメリカによる占領とそれに起因する食文化の劇的な変化が大きな影響を及ぼしました。一九七〇年代、沖縄県では糖尿病による死亡率は全国ランキングで男女ともに四七位でしたが、二一世紀に入ると男女揃って一位となりました。

†沖縄県民に見られる肥満と脂肪摂取過多

肥満度は体重（kg）を身長（m）の二乗で割ったＢＭＩ（Body Mass Index）で示され、日本では二五以上を肥満と判定します。たとえば肥満大国のアメリカではＢＭＩ三〇以上を肥満としていますが、これだけ判定を甘くしても国民の三〇％以上が肥満と判定されています。ＢＭＩ三〇というのは日本人の感覚で考えると相当肉付きのよい体格となります。

それでは沖縄県民の肥満度を見ていきましょう（図5）。男性、女性の各年齢層におけるBMIが二五以上の肥満者の割合について、沖縄県と全国の平均値を棒グラフで示してあります。男女ともに二〇代を除いて、いずれの世代でも沖縄県の平均値は全国平均を上回ります。特に沖縄県の五〇代男性の五〇％は肥満と判定されており、総合すると男女ともに肥満度が高いということになります。

肥満が糖尿病による死亡率の増加、平均寿命の低下の原因となっていることは明らかですが、唯一の希望は二〇代の若年層が全国に比べて肥満度の低いことです。この年齢層の若者が健康志向を維持しつつ適正体重を保ち、年齢を重ねていくことが望まれます。

それでは食生活の現状はどうなっているのでしょうか。図6では二〇歳以上成人の食事からのエネルギー摂取について、全国との比較を示しました。肥満度が高いからエネルギー摂取量も高いというわけではなく、男性・女性ともに食事からのエネルギー摂取量は全国平均を下回ります。つまり過食・飽食ではないということです。

しかし脂肪エネルギー比率（脂質からの摂取エネルギーが総摂取エネルギーに占める割合）を見ると、男女ともに全国平均を大きく上回っています。つまり、カロリー摂取はやや控えめであるものの脂肪分に富んだ食材を摂っているということで、これが肥満度を上昇させる

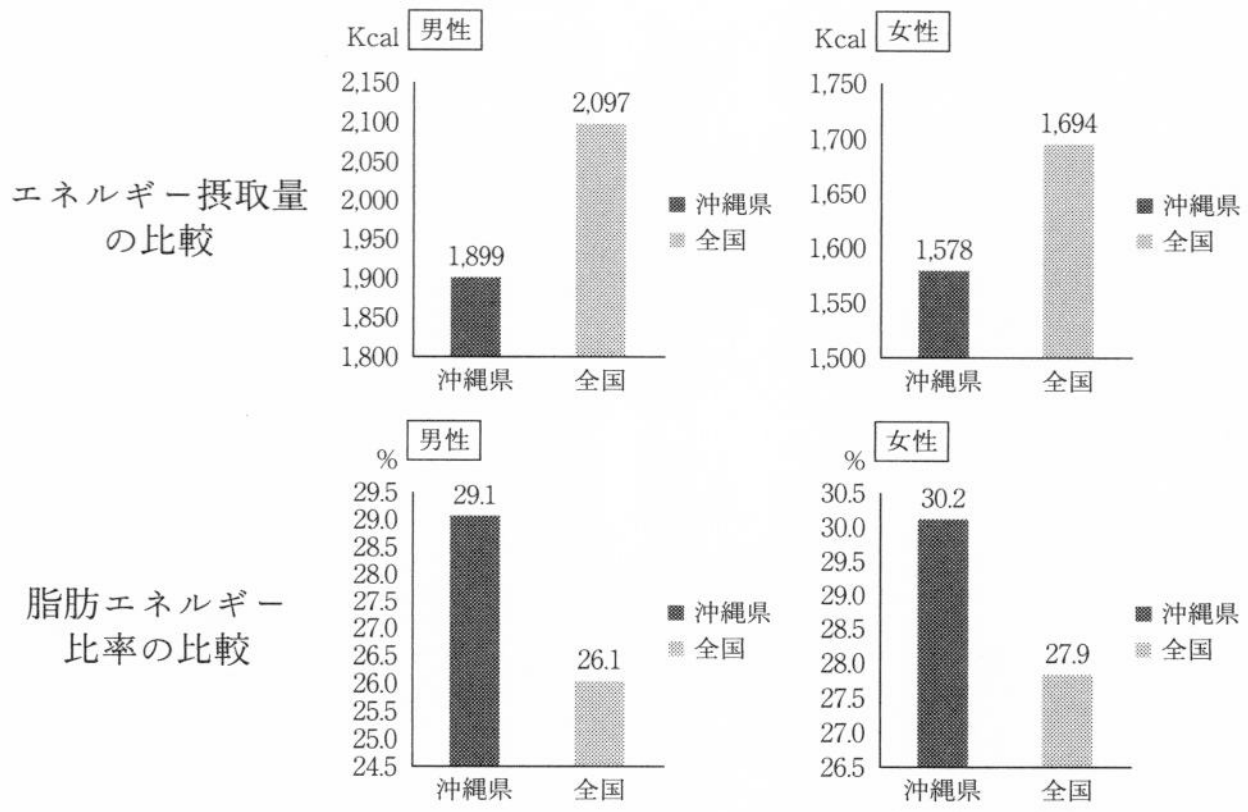

全　国：平成28年国民健康・栄養調査
沖縄県：平成28年度県民健康・栄養調査

図6　食事からのエネルギー摂取

一因となっていると考えられます。沖縄県には鉄道がなく、日本有数の車社会であることも大きく影響しているでしょう。

沖縄県のケースは、食生活の変化が予想以上に健康・寿命に強い影響を与えるということを示唆しており、これは食の重要性を物語る証左として心にとどめておきたい事例です。

脂肪由来のエネルギー比率が高めの現代人の食生活

脂肪分に富んだ食生活を送っているのは沖縄県民だけかというと、必ずしもそうではありません。厚生労働省が提案した「健康日本21」では、脂肪エネルギー比率の増加に伴い動脈硬化性心疾患の発症率や乳がん、大腸がんによる死亡率の増加が認めら

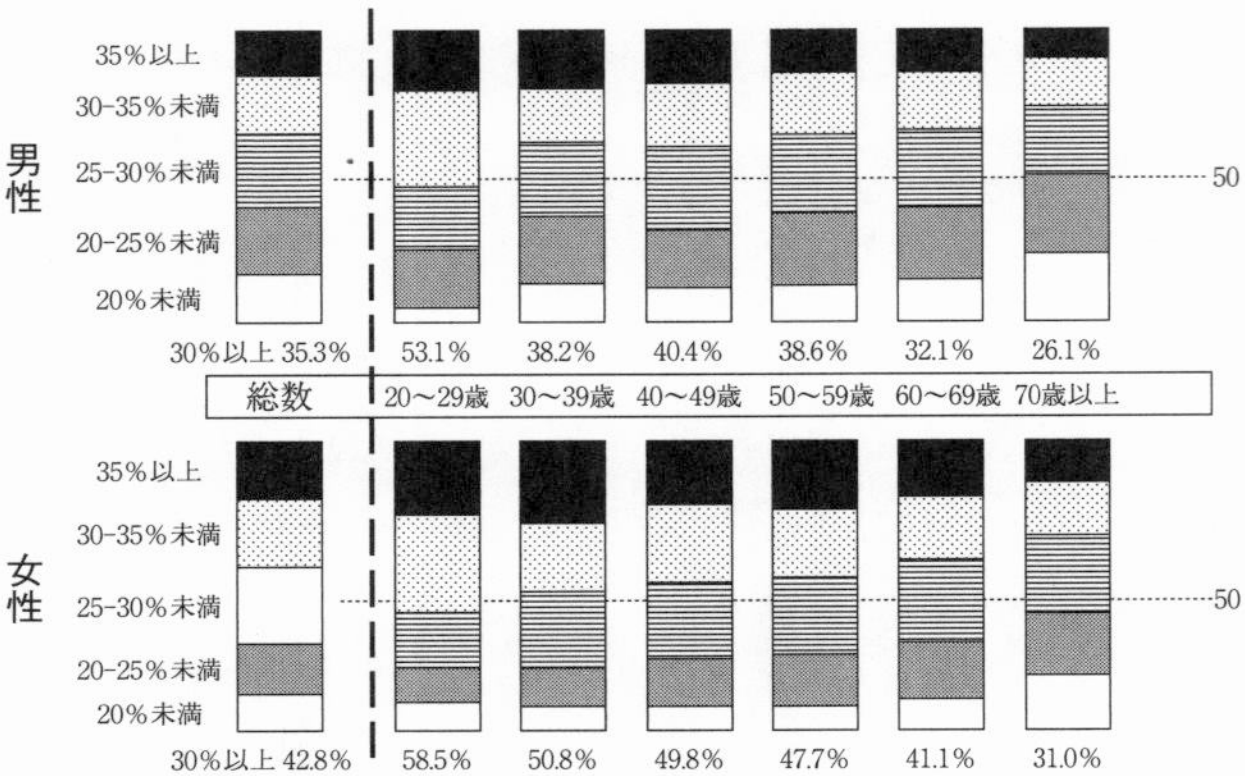

図７　男女の各年齢層における脂肪エネルギー比率（2018 年、国民健康・栄養調査）

れており、二〇～四〇歳代では脂肪エネルギー比率を二五％以下にすることが望ましいとされています。また「日本人の食事摂取基準（二〇二〇年版）」では、二〇～三〇％程度という目標値を定めています。

　二〇一八年の日本国民の健康・栄養調査結果を見ると沖縄県と同様の傾向が見えてきます。図の上段には男性、下段には女性の年齢別の総数の分布を示し、脂肪エネルギー比率が三〇％以上の割合を示してあります（図７）。男性の場合、食事由来のエネルギーの三〇％以上を脂肪から摂っている人の割合は三五・三％で、およそ三人に一人となります。特に二〇歳代では五三・一％と半数以上にのぼり、年齢が上がるにつれてこの割合は減っていきます。

同様の傾向は女性でも見られ、食事由来のエネルギーの三〇%以上を脂肪から摂っている人の割合は四二・八%と、男性より七・五ポイントも高い数字です。さらに驚くべきことに、どの年齢層でも女性の脂肪エネルギー比率は男性のそれを上回っています。女性の場合、二〇~五九歳の年代でほぼ半数かそれ以上の人が三〇%を超えています。つまり、女性はスリム志向のもとでダイエットをして食事量は減らしているものの、カロリーの多くは脂質から摂っているということです。人間ドックで低体重のやせ型体型の女性も脂肪肝の疑いありと診断されることは、この事実を物語っています。

日本は世界有数の長寿国であり、ユネスコ無形文化遺産にも登録された和食を中心とした低カロリーの日本食・日本型食生活は健康食として礼賛《らいさん》される傾向があります。しかし現実の日本人の食生活を分析すると、低カロリーではあるものの脂肪エネルギー比率が高いという傾向が見えてきます。現代を生きる私たちは日々の食事にもう少し気を配り、自らの健康維持に努めるべく、健康食=日本型食生活を見直し、継承していく必要があります。

†生活習慣病の原因は脂質代謝の破綻

先に述べたように第二次世界大戦後、日本人の食生活におけるカロリー摂取量はむしろ減少傾向であるにもかかわらず、糖尿病をはじめとする生活習慣病患者数は増加していいます。糖尿病に関して言えば、ここ二十数年の間に「糖尿病が強く疑われる人」「糖尿病の可能性が否定できない人」は一・五倍程度まで増加しています。二〇一六年時点ではそれぞれの数は一〇〇〇万人、両者を足すと二〇〇〇万人となり、日本人のおよそ六人に一人に相当します。

糖尿病は血糖値が高い状態で生じる糖代謝疾患で、これには脂質代謝の破綻が深くかかわっています。脂肪組織に大量の脂肪が蓄積されると肥大化した脂肪細胞から複数の増悪因子が分泌され、血糖値を低下させる作用を持つホルモンであるインスリンの働きが低減してしまいます。また高コレステロール血症、脂質異常症などといった脂質代謝の乱れも虚血性心血管疾患の主な原因となります。

私たちの体内での脂質の代謝の流れを知ることは、健康維持をセルフコントロールするうえでとても大事なことです。それでは食事由来の脂質はどのように消化・吸収され、体内で輸送されるのでしょうか。これから詳しく見ていきます。

3　脂質代謝のメカニズム

	1日一人当たりの摂取量	
脂質	61 g	-------- 大半がトリグリセリド
うち動物性脂質	32 g	← 1946 年に比べて５倍以上増加
エネルギー源		
飽和脂肪酸	18 g	-------- 動物性脂質に主に含まれている
不飽和脂肪酸	35 g	
一価不飽和	22 g	
ω-6（n-6）	11 g	
ω-3（n-3）	2 g	-------- 魚油に多く含まれる
エネルギー源にならない		
コレステロール	335 mg	

出典：令和元年国民健康・栄養調査

図８　食事からの脂質摂取量（男女平均値）

†トリグリセリドはどのようにして消化・吸収されるのか

現在の日本人の脂質の摂取量は一日当たりおよそ六一gですが、同じ脂質でもコレステロールの摂取量は一gに満たず、ここには大きな差があります（図８）。脂質の大半はトリグリセリドで、これはグリセロールに脂肪酸が三分子結合した化合物です。脂肪酸は二重結合を一つも含まない飽和脂肪酸と二重結合を持つ不飽和脂肪酸に分かれます。動物性脂質は飽和脂肪酸を多く含み、たとえば牛脂に含まれる脂肪酸のおよそ五〇％近くは飽和脂肪酸で占められています。トリグリセリドの三分子の脂肪酸のうち、一つないしは二つが飽和脂肪酸です。一方、植物性油脂には三分子の大半が不飽和脂肪酸のトリグリセリドが含まれています。

　トリグリセリドを含む脂質を摂取した際、脂質の

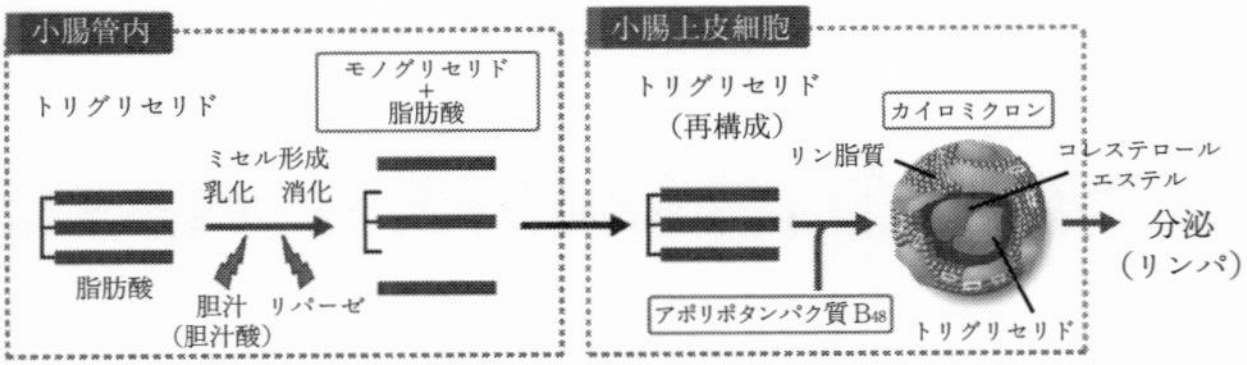

図９　小腸におけるトリグリセリド消化・吸収

大半は小腸で吸収され、トリグリセリドのままで吸収されることはありません。吸収されるためには消化される必要がありますが、食事から摂取したトリグリセリドは口腔《こうくう》内で唾液と混じっても、その後に胃の中で胃液と混じっても水と油の関係で分離した状態で、均一にはなりません。

小腸の上部である十二指腸に達すると、肝臓の裏側に位置する胆《たん》嚢《のう》から胆汁が分泌され、胆汁に含まれる胆汁酸と混じりあいます。胆汁酸は分子内に水溶環境になじむ構造と脂質になじむ構造を兼ね備えた両親媒性構造となっており、トリグリセリドは胆汁酸とミセルを形成して初めて水に溶けるようになります。

それから間もなく膵臓《すいぞう》から分泌された膵液《すいえき》とも混じりあい、膵液に含まれる脂質分解酵素のリパーゼと出合います。胆汁酸の力を借りなければリパーゼはトリグリセリドとなじむことはなく、消化することもできません。こうしてリパーゼの作用により、トリグリセリド分子から両端に位置する二分子の脂肪酸が切断されます（図９）。

脂肪酸の三分子のうち両端側の二分子はリパーゼの作用を受けや

すく、中央の脂肪酸（この位置を二位と呼びます）は切断を受けにくいため、一分子の脂肪酸を結合したモノグリセリドと二分子の脂肪酸が生成され、ここで初めて小腸上皮細胞へと吸収されます。モノグリセリドと脂肪酸は小腸上皮細胞で直ちに再構成され、トリグリセリドとなります。

そののちトリグリセリドは小腸細胞内でコレステロールなどの他の脂質とともに、カイロミクロンというリポタンパク質粒子に積み込まれます。リポタンパク質は水溶性部位を外側に向けたリン脂質という脂質成分がトリグリセリドを取り囲む形状をしています（ちょうど饅頭のような構造です）。この粒子の表面にはアポリポタンパク質B_{48}という非常に大きなサイズのタンパク質が付着します。血液中には複数種のリポタンパク質が存在しますが、アポリポタンパク質B_{48}はカイロミクロンの目印ともいえる存在です。トリグリセリドはカイロミクロン粒子としてリンパ管へと分泌され、やがて首の下方の静脈へと流れ込みます。

†脂肪組織・脂肪細胞での脂肪酸の取り込み

カイロミクロンの重量の約八五％は中心に含まれるトリグリセリドで、この粒子の表面には小腸上皮細胞で合成されるアポリポタンパク質B_{48}というタンパク質が付着しています。血液中を流れるリポタンパク質粒子には複数の種類がありますが、いずれも粒子表面には種々のタンパク質が付着していることからリポタンパク質と呼ばれます（リポは脂質の意味）。

血管の内側の血液と直接触れる面は、一層の血管内皮細胞で覆われています。血管は体の隅々まで巡っており、内皮細胞の表面積はテニスコート数面分に及ぶと概算されています。この表面にはリポタンパク質中のトリグリセリドを分解する酵素であるリポタンパク質リパーゼが局在しています。

リポタンパク質リパーゼは血液中を転がるようにして流れてくるカイロミクロンと接触し、粒子の中側にあるトリグリセリドを分解し、脂肪酸を放出させます。リポタンパク質リパーゼは筋肉や脂肪組織での発現が高いことから、これら組織周辺の血管の内皮細胞には多量のリポタンパク質リパーゼが存在し、盛んにトリグリセリドが分解されます。

こうして放出された脂肪酸は、脂肪細胞や骨格筋細胞へと取り込まれます。そこで再びトリグリセリドとして脂肪滴《てき》内に蓄積され、あるいは分解されてエネルギー源として消費されます。

カイロミクロンは血管を流れる間にリポタンパク質リパーゼの働きによりトリグリセリド含有量を減少させてサイズが小さくなり、カイロミクロンレムナントに形を変えたのちに肝臓に効率よく取り込まれていきます。

†脂肪細胞における脂肪蓄積・脂肪分解

脂肪細胞は取り込んだ脂肪酸を効率よくトリグリセリドに再構築すると同時に、血液中のグルコースを積極的に取り込み、細胞内で効率よく代謝して最終的にトリグリセリド合成へと導きます。こうして脂肪細胞内に蓄積するトリグリセリドは一層のリン脂質に覆われた脂肪滴として細胞内に留まります。初めにできる脂肪滴は小さなサイズですが、複数個できると互いに融合し、次第に大型になっていきます。小型サイズの脂肪滴を複数個蓄えるより、大型の脂肪滴を一つにしたほうが効率よくトリグリセリドを貯留できます。脂肪組織を形成する個々の脂肪細胞ではそのほぼ全域を一つの脂肪滴が占め、細胞内の端の方に核や他の細胞内小器官が収まります。

脂肪細胞はエネルギー源をトリグリセリドとして貯留すると同時に、絶食などのエネルギー枯渇時にはトリグリセリドを積極的に分解し、脂肪酸を体内の各組織に送り出す役割を果たします。

脂肪滴の表面にはペリリピンというタンパク質が付着します。脂肪細胞内には脂肪細胞トリグリセリドリパーゼ（ATGL）、ホルモン感受性リパーゼ（HSL）などのトリグリセリドから脂肪酸を一つずつ切り離すリパーゼが存在します。ペリリピンが脂肪滴を覆って

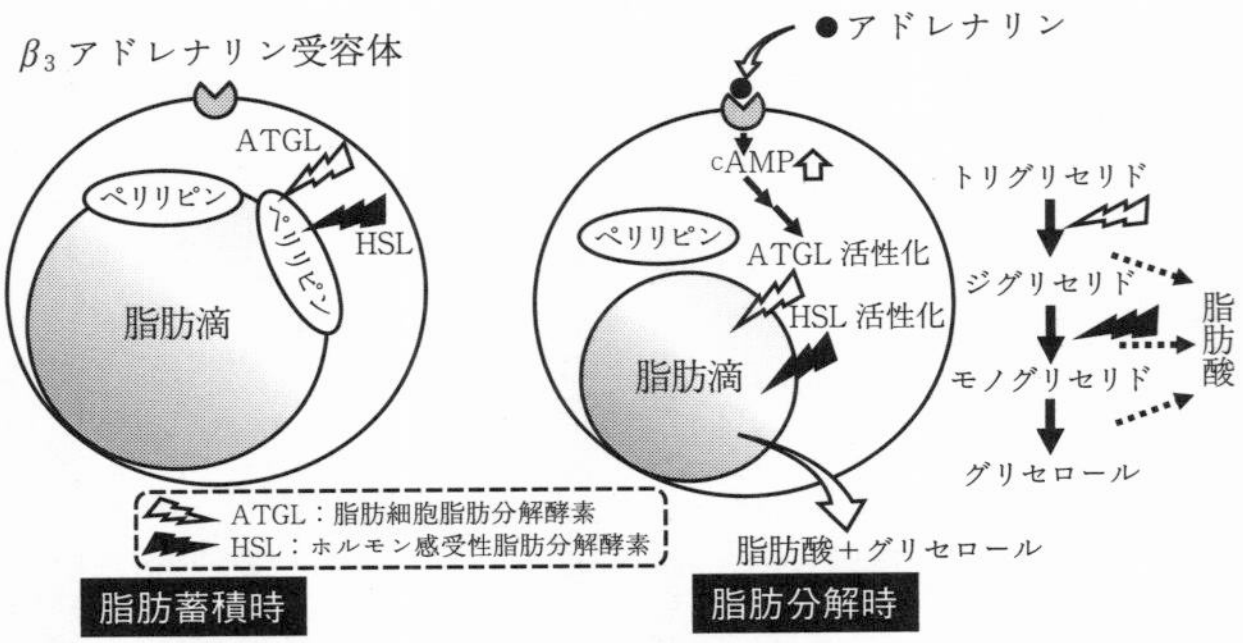

図10　白色脂肪細胞における脂肪蓄積、分解

いるときにはこれらリパーゼは脂肪滴へ近づくことができず、トリグリセリドは安定して蓄えられます。

一方、絶食により血糖値が低下すると交感神経が刺激され、副腎髄質からアドレナリンが分泌されます(図10)。アドレナリンは血流を介して脂肪組織にたどり着き、脂肪細胞表面のβ_3アドレナリン受容体と結合し、細胞内へシグナルを伝達します。このシグナルに応じて細胞内ではｃＡＭＰという伝達物質が増加します。ｃＡＭＰ上昇に伴い、トリグリセリド分解酵素であるＡＴＧＬ、ＨＳＬが活性化されます。同時に、脂肪滴表面を覆ってトリグリセリドを分解から守っていたペリリピンもその効力を失い、脂肪滴内に蓄えられたトリグリセリドから三分子の脂肪酸が切断されます。

こうしてグリセロールと脂肪酸は脂肪細胞外へと放出されます。脂肪酸の多くは血液中に最も豊富に存在するアルブミンというタンパク質と結合してさまざまな組織へと運ばれ、エネルギー源として活用されます。脂肪細胞内に貯留された脂肪を分解することは体脂肪の減少となり、抗肥満効果となります。

コラム **倹約遺伝子**

β_3アドレナリン受容体に関しては非常に興味深い仮説があります。この受容体は七回膜を貫通し、細胞内では三量体Gタンパク質と呼ばれるタンパク質と結合する構造を持ち、ヒトはこのような七回膜貫通型のGタンパク質共役受容体をおよそ九〇〇種類程度持つことが知られています。いずれの受容体も細胞表面で生体成分を結合し、細胞内にシグナルを伝達します。

興味深いことに、世の中で治療薬として服用されている薬物の四〇%近くはGタンパク質共役受容体の活性化剤もしくは阻害剤です。つまり代謝破綻に起因する多くの疾病はGタンパク質共役受容体が効率よく作動しない、あるいは過剰応答して暴走した結果、発症するということです。

β_3アドレナリン受容体の場合、アドレナリンが結合すると脂肪細胞内にシグナルが伝達されます。この受容体は四〇八個のアミノ酸が連なったタンパク質で、その六四

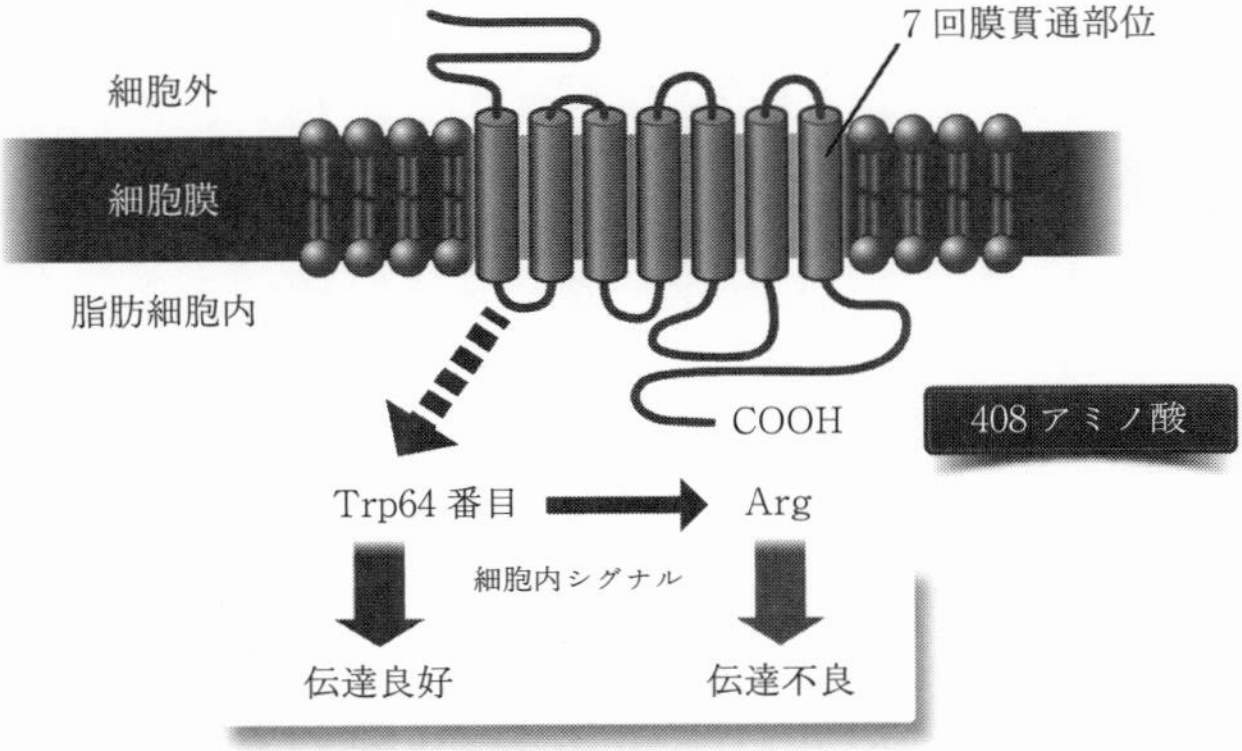

図11　β_3アドレナリン受容体の構造とその変異

番目のアミノ酸がＴｒｐ（トリプトファン）とＡｒｇ（アルギニン）のどちらかになる、いわゆる遺伝子多型が存在します（図11）。Ｔｒｐの遺伝子を持つ人が圧倒的に多いのですが、中には両親のいずれかからＡｒｇ型の遺伝子を受け継いだ人がいます。Ａｒｇ型の受容体にアドレナリンが結合しても、細胞内に十分なシグナルが伝達されにくいことがわかっています。

これはアメリカ・アリゾナ州の居留地で生活するピマ・インディアンの遺伝子解析から明らかにされました。アメリカでは先住民への保護政策として、彼らが居住する地域を居留地として食料を配給し、商店での消費税を無税にするなどといった保護支援策を実施しています。しかし都会から離れた平原の居留地で産業は発展せず、居留民は労働意欲を失うなどしてアルコール依存度が高まり、健康問題も多発しています。特にピマ・インディアンには肥満が蔓延しており、大規模な医学的調査が行われました。

彼らはかつて農耕などの労働に従事していましたが、保護政策の下で労働しなくても食料が手に入る生活に慣れ、次第に運動量が減りました。また小麦粉、ラード（豚脂）、砂糖が配給され、揚げパンに砂糖をまぶした料理などが多く食べられていて、さらには手軽なジャンクフードが日常生活に入り込んでいます。その結果、肥満に伴い糖尿病発症も頻発するようになりました。

肥満、糖尿病と強い因果関係があったのはＡｒｇ型のβ_3アドレナリン受容体を持つ人たちでした。この遺伝子型を持つ人は糖尿病の発症率が高く、食事・運動療法を行っても効果が低いことが判明しました。つまりアドレナリンが分泌され、脂肪細胞内に蓄積されたトリグリセリドを分解する際にその効率が低下し、体脂肪が除去されにくいということです。

このような遺伝子は「倹約遺伝子」とも呼ばれ、β_3アドレナリン受容体以外にも五〇種類ほど発見されています。地球上の気温が低下した時代には、いったん溜め込んだ脂肪を簡単には手放さないことで体温を維持していました。こうした形質を持つ人ほど生き延びるチャンスが高く、それが現代人の一部に受け継がれていったわけです。

ピマ・インディアンに見られる遺伝子多型は私たち日本人にとって、対岸の火事として見過ごすことはできません。今からおよそ一万五〇〇〇年前、ベーリング海は陸地でユーラシア大陸からアラスカへは歩いて渡ることができ、この時代にモンゴロイド（私たち日本人も含まれる）が北米大陸へ移住を始めたとされています。その末裔《まつえい》であるピマ・インディアンに見られるＡｒｇ型β_3アドレナリン受容体遺伝子を、日本人の三人に一人程度が持っていることが明らかにされているのです。

日本人が極めてスリムな体型をしているにもかかわらず糖尿病を発症しやすいのは、この遺伝子多型が原因の一つであると指摘されています。遺伝子多型と肥満・糖尿病の因果関係については今後、さらに詳細な科学的解析で立証される必要がありますが、適切な食生活と運動により肥満にならないよう気をつけたほうが賢明と言えます。

4　脂質摂取過多による生活習慣病を防ぐには

†脂肪酸酸化（燃焼）はどのようにして起こるか

私たち動物は常に飢餓と戦ってきて、首尾よく食料を確保できたとしても、次にいつ食べ物にありつけるかわからない中で進化を遂げてきました。食事からエネルギー源を得るとそれをただちにトリグリセリドに変換し、脂肪組織に蓄えますが、食料にあり付けない時にはその貯蔵物を取り崩してエネルギーを作り出すほかありません。絶食・飢餓状況では脂肪細胞内の脂肪滴に蓄えられたトリグリセリドが一斉に分解されます。トリグリセリドはグリセロールと三分子の脂肪酸に分解され、血液中へと放出されます。

各組織では脂肪酸を効率よく取り込み、これをエネルギー源として利用し、その反応が脂肪酸β酸化（燃焼）です。細胞内に取り込まれた脂肪酸は最終的には細胞内小器官のミトコンドリアまで運ばれ、酸化されます。ミトコンドリアには外膜と内膜があり、内膜の内側の空間がマトリクスと呼ばれます（図12）。脂肪酸を酸化する複数の酵素はこのマトリクスにあります。これら酵素は脂肪酸酸化が必要なときに遺伝子発現が上昇し、積極的に脂肪酸を酸化します。

この調節を担う因子はＰＰＡＲαという転写因子で脂肪酸、中でも多価不飽和脂肪酸を結合すると活性化されます。絶食状況下で脂肪細胞ではトリグリセリドが分解され、血液

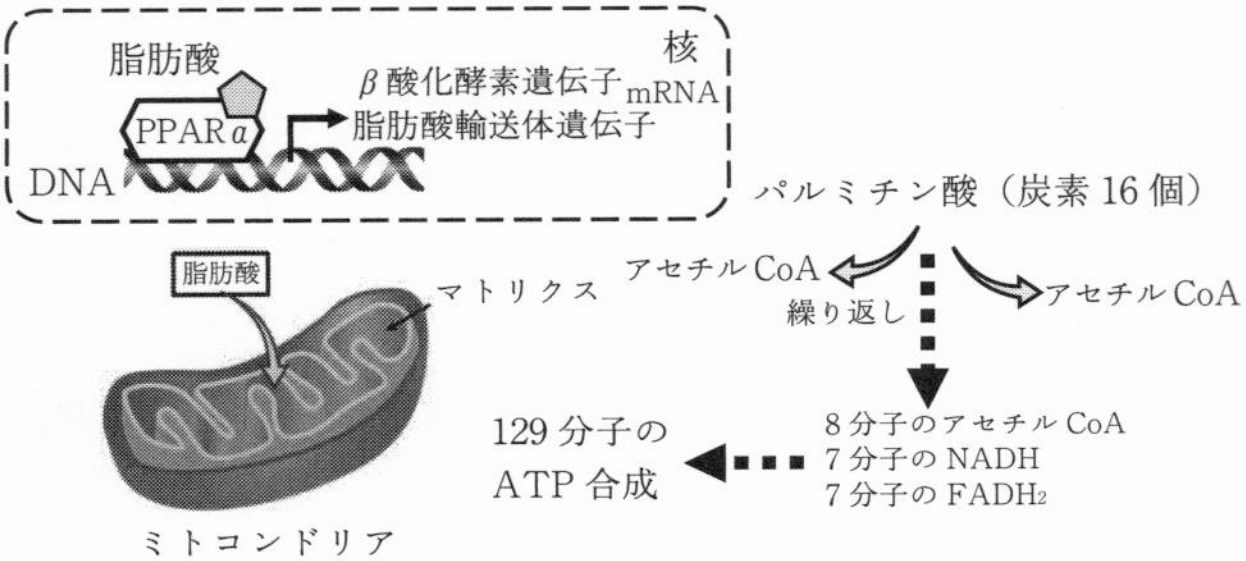

図12　ミトコンドリア・マトリクスにおける脂肪酸β酸化によるエネルギー獲得

中に遊離の脂肪酸が流れ込みます。脂肪酸は肝臓、骨格筋などに取り込まれ、その脂肪酸を結合してPPARαが活性化されます。脂肪酸の中でも二重結合を複数持つ多価不飽和脂肪酸は、強力にPPARαを活性化する能力を持ちます。また、魚油に多く含まれるω－3脂肪酸であるEPA、DHAも強力にPPARαを活性化し、脂肪酸の酸化に関与する複数の遺伝子の発現を促進します。この作用が魚油の健康増進効果となります。こうしてそれぞれの組織でミトコンドリアまで運ばれた脂肪酸は酸化され、エネルギー分子であるATPを作り出します。

†メタボリックシンドロームと動脈硬化

生活習慣病について説明するにあたり、メタボリックシンドロームを例にとって解説していきます。かねてより高血圧症・肥満・脂質異常症・糖尿病を併発すると極

項目	測定値
腹部肥満（ウエスト周囲径）	男性　85cm以上 女性　90cm以上
血中トリグリセリドまたは血中HDLコレステロール	150mg／dL以上または 40mg／dL未満
血圧	収縮期　130mmHg以上または 拡張期　85mmHg以上
空腹時血糖	110mg／dL以上

腹部肥満（必須）に加えて他の2項目に該当する場合

図13　メタボリックシンドロームの診断基準

めて高い頻度で動脈硬化性疾患を発症することから「死の四重奏」とも言われてきました。さらには、内臓の周りに脂肪が蓄積する内臓脂肪型肥満が種々の疾患の遠因となることが明らかにされ、メタボリックシンドロームの診断基準が示されました。内臓脂肪の蓄積を正確に評価するにはCTスキャンで腹部の内臓周辺に蓄積している脂肪を測定し、その断面積が一〇〇㎠を超えると腹部肥満と判定します。しかしすべての国民がCTスキャン測定をすることは設備・経費の面で難しいことから、ウエスト周囲径を用いて内臓脂肪量を推定しています（図13）。

男性の場合はウエスト周囲径が八五㎝以上、女性の場合は九〇㎝以上が腹部肥満と判定されます。なぜ身体が大きい男性よりも女性の値のほうが高いのか、疑問に思われるかもしれませんが、これは性差によるものです。女性は内臓脂肪より皮下脂肪がつきやすく、ウエスト周囲径が九〇㎝程度に達すると、内臓脂肪が一〇〇㎠を超えることが多くのデータから確認されています。

腹部肥満に加えて、さらに血中脂質・血圧・血糖値のうち二項目が規定値より高ければメタボリックシンドロームと診断されます。中でも特徴的な数値がＨＤＬコレステロール値で、これが四〇mg／dL未満であれば末梢《まつしよう》組織からコレステロールを回収する機能が低いと評価されます。

メタボリックシンドロームは高い頻度で動脈硬化性疾患を発症しますが、動脈硬化はどのようにして生じるのでしょうか。動脈硬化は動脈血管壁にコレステロールが蓄積して生じます。多くの人は血液中を流れるコレステロールが血管壁に付着し、やがて血管を狭窄《きようさく》するというイメージを持っていますが、実際にはそれよりもかなり複雑な現象が血管壁で生じています。血液中でコレステロールは必ずリポタンパク質の形で存在しますので、血管壁にコレステロールが直接付着することはありません。

動脈硬化の発症については、コレステロールを最も豊富に含むリポタンパク質・ＬＤＬの血中濃度が上昇することが第一条件となります。ＬＤＬコレステロール値が高いことは動脈硬化発症の主要な危険因子として認識されており、ＬＤＬコレステロールのことを悪玉コレステロールと呼びます。ＨＤＬに含まれるコレステロールは善玉コレステロール、ＬＤＬに含まれるコレステロールは悪玉コレステロールと呼ばれますが、これらはコレステロールという脂質成分としては同一のものです。

ＬＤＬコレステロール値が高い状態ではＬＤＬが長時間血液中を漂い、その間に酸化されることが問題となります。ＬＤＬ粒子の表面はアポリポタンパク質B_{100}、リン脂質などで覆われており、これらのタンパク質や脂質が時間経過とともに酸化し、酸化ＬＤＬが血管壁内皮細胞を透過し、内皮細胞下に蓄積していきます。酸化ＬＤＬの形成は血液中で起こる場合、内皮細胞下で起こる場合の両方が考えられ、ＬＤＬの酸化を防ぐことは動脈硬化発症予防につながると考えられます。

事実、抗酸化作用を持つ薬剤が抗動脈硬化治療薬として利用されていたこともあります。フランス人は喫煙率が高く、飽和脂肪酸が豊富に含まれる食事を摂取しているにもかかわらず、近隣のヨーロッパ諸国と比べると冠状動脈性心臓病に罹患《りかん》することが少ないというデータがあり、これは「フレンチ・パラドックス」と呼ばれています。

その理由の一つがフランス人のワイン消費量の多さです。ワインには抗酸化能を持つポリフェノール類が豊富に含まれており、これらがＬＤＬの酸化を防いでいると考えられています。また、果皮も含めて発酵させる赤ワインのほうがポリフェノール類の含有量が高いといわれています。

産生された酸化ＬＤＬは私たちの体内では異物として認識されます。ＬＤＬが流れる動物の血液中で酸化ＬＤＬが形成されることは極めてまれです。先ほども述べたように地球上の動物は飢餓と戦ってきて、飽食・過食の食生活を送ることはありませんでした。血中LDL濃度が高くなり、その一部が酸化される現象は栄養過多な食生活を送ることができる人類特有のものです。

ここで活躍するのはマクロファージという血球細胞です。血液中では単球が形を変えて（分化して）マクロファージとなり、死んだ細胞やその破片、体内に生じた変性物質や侵入した細菌などの異物を捕食して消化する役割を果たします。内皮細胞下でマクロファージは酸化LDLを異物として捕食し、これを消化して一掃しようとします。

しかし私たちの体内ではマクロファージといえどもコレステロールを消化・分解することはできません。酸化LDLを取り込んだマクロファージ内には次第にコレステロールが蓄積し、このような状態の細胞を泡沫《ほうまつ》細胞と呼びます。処理できない量のコレステロールを取り込んだ泡沫細胞はやがて破裂し、細胞死を迎えます。こうしてマクロファージ細胞断片やコレステロール（一部は酸化されている）が内皮細胞下に溜まっていきます（図14）。

ここまでの過程でマクロファージからは種々の遊走因子などが分泌され、内弾性板の下に整然と並んでいた中膜平滑筋細胞に刺激を与えます。するとそれまで遊走能のなかった中膜平滑筋が内弾性板を超えて内皮細胞下まで浸潤し、マクロファージと同じく酸化LDLを積極的に取り込み始めます。こうしてマクロファージ由来、中膜平滑筋由来の泡沫細

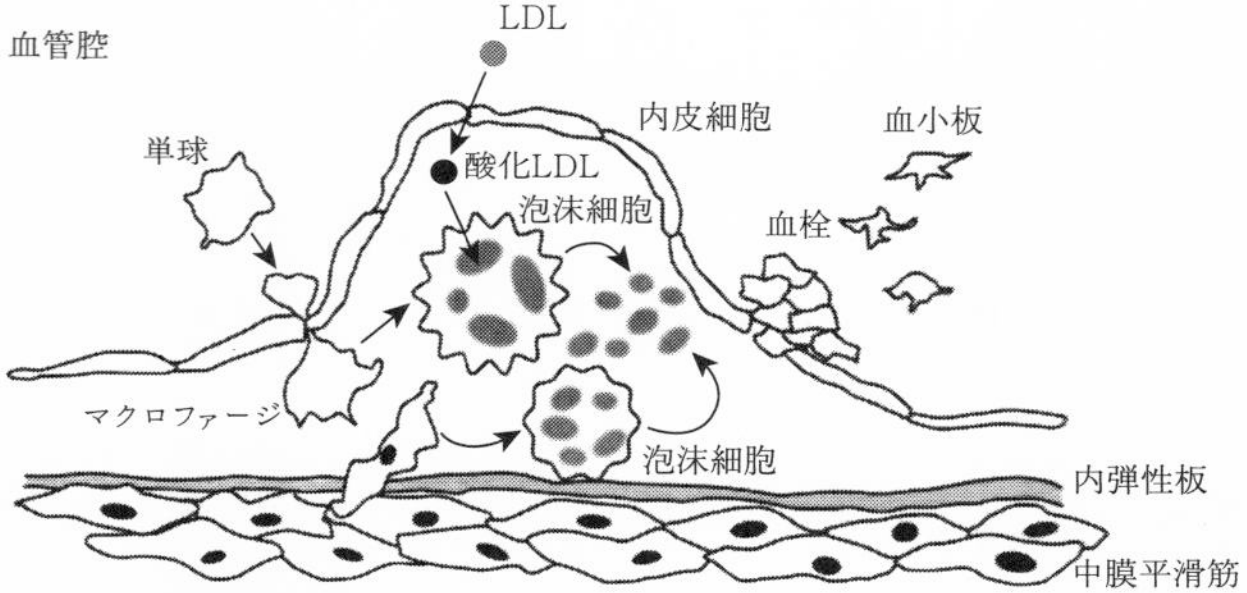

図14　動脈硬化巣の発生機序

胞が内皮細胞下で増加し、最終的には破裂して細胞内のコレステロール、自身の細胞断片をまき散らします。この掃きだめのような瘤状のふくらみはプラークと呼ばれ、血管腔を狭めていきます。プラークが盛り上がるにつれて内皮細胞は押し上げられ、その一部の内皮細胞には裂け目・障害が生じ、そこに血小板が張り付き血栓も生じます。こうして心臓周辺に血流が遮断される箇所ができると狭心症・心筋梗塞などを発症します。

プラークにコレステロール・細胞断片が蓄積するにつれてカルシウムの沈着が起こり、血管は石灰化・硬化していきます。筆者は遺伝的に高頻度で動脈硬化症を発症するWHHLウサギ（血中LDLが高濃度になるウサギ）を用いた実験をしたことがあります。このウサギから胸部大動脈を取り出し、硬化血管を両手でしならせるとパリンという音を立てて砕け散ってしまいます。正常血管であればゴムホースのように折り曲げられますが、カチンカチンに硬化した血管は伸び縮みしにくくなり、しなやかさが完全に失われます。

健常人でも一定の頻度で血管に小さなプラークが生じますので、プラークを大きく成長させないように注意を払う必要があります。動脈硬化の危険因子としては高血圧、血中脂質の異常、糖尿病、加齢(女性の場合は閉経後)、喫煙、肥満、運動不足、ストレス、偏った食生活、過度な飲酒が挙げられます。動脈硬化性疾患の発症を抑えるためにも腹部肥満を避け、血圧、血糖値、血中脂質濃度をコントロールしていくことが大事です。脂肪エネルギー比率を下げ、日々の食生活を健全なものにするよう努力すれば、介護を必要とする時期を遅らせ、健康寿命を延ばすことが期待されます。

第3章　人類の進化は食べ物が引き起こした

1　食とともに発展した人類の歴史

†人類と食の強い結びつきとは

これまで、日本人の食生活の欧米化が生活習慣病患者数を増加させ、さらには沖縄県の平均寿命の延びを鈍化させていることについて述べてきました。

私たちはエネルギー補給の目的から、それぞれの生活パターンに合わせて朝食・昼食・夕食を摂ります。野生動物のように食材を獲得するために野山を駆け巡る必要もなく、お金さえ払えば食材が手に入る便利な社会で過ごしています。しかし私たち人類はかつて過酷な環境に身を置き、生命・生存を維持するため苦労して食べ物を確保してきました。適者生存の厳しい淘汰《とうた》の世界で、人類はいかにして生き残ってきたのか。本章ではそれについて述べていきたいと思います。人類と食の強い結びつきに気づき、食の重要性を再認識することでしょう。

†人類は食料調達の必要から二足歩行をするようになった

我々ホモ・サピエンスは、およそ六〇〇万年という歳月をかけて類人猿からヒトへと進化してきた過程において、二〇万年ほど前に姿を現しました。類人猿は森林地帯の樹々の上で生活していました。樹々には豊富に果実が実り、類人猿は外敵の少ない環境下でこれらを食料として比較的に豊かな生活をしてきたと考えられています。

類人猿からヒトへと進化する過程でゴリラが枝分かれし、およそ六〇〇万年前にチンパンジー・ボノボが枝分かれしました。そのためヒトとチンパンジーは遺伝子の九八%以上を共有しており、二%というわずかな違いが両者の姿、固有の文化という大きな差異を生みだしていることは驚きでもあります。

人類の起原はアフリカにあることが明らかにされています。一〇〇〇万年前から五〇〇万年前の間、地球上を気候変動の波が襲い、寒冷化に伴いアフリカ大陸でも次第に森林が縮小していきました。それまで樹の上で手を伸ばせば簡単に手に入れることができた果実が少なくなり、我々の祖先は危険を冒して地上へと降りることを強いられました。地上では身近に食料が豊富にあるはずもなく、遠くまで食料調達に出向く必要があります。こうして次第に、ヒトは二足歩行を身に付けるようになりました。

二足歩行は四足歩行に比べてエネルギー消費が少なくて済むため、遠方まで食料調達に出向くことが可能となるとともに、手（前肢）を自由に使えるようになりました。地上に降り立ったわれわれの祖先は当初ヨチヨチ歩きで、外敵に襲われる危険と背中合わせで食料調達に励んだことでしょう。こうして食料を獲得することが、我々人類をより進化させることにつながったわけです。

それではその頃、彼らは一体何を食べていたのでしょうか？　われわれの祖先の臼歯《きゅうし》は類人猿より大きく、歯ごたえのある物を咀嚼《そしゃく》していたとみられ、ジャガイモなど繊維の多い植物の茎や葉を食物としていたと考えられています。

芋類は土中に埋まっており、厳しい生存競争の中で他の動物が食さないという点では格好の食材です。二足歩行で手が自由になった人類の祖先にとって、これは独占的に確保することができる貴重な食材でした。また気候変動が激しい中でもこれらの根茎《こんけい》・塊茎《かいけい》類は安定的に生育し、そういった面でも理想的な食材でした。

我々の祖先はヨチヨチ歩きから次第にしっかりした二足歩行になるわけですが、その様子は湿地帯を歩いた彼らの足跡の化石からうかがえます。タンザニアのラエトリ遺跡で発見された有名な足跡は、三六〇万年前の人類の祖先の二足歩行の証明とされています。初期の人類であるアウストラロピテクスの足は、親指が他の四指と対向していました（拇指対向性）。つまり足で枝をつかむ生活の名残りで、親指と人差し指の間が大きく開いているのです。四〇〇万年くらい前から、現在の我々と同じく足の親指が他の四指と並行した状態となります。

さらに大きな踵骨《しょうこつ》を持つ新たな人種が生まれてきて、大股で闊歩する効率的な歩行ができるようになり、食料確保が容易となりました。また、アキレス腱は直立二足歩行の人類では一〇センチ以上あるのに対して、ゴリラ・チンパンジーは一センチ程度と小型であることも歩行能力の違いを示しています。足の変化は土踏まずの有無にも現れています。二足歩行のヒトには土踏まずがありますが、類人猿に土踏まずは見られません。

二足歩行により両手が解放されたため、我々は根茎類を掘り起こし、それを手で抱えて持ち帰ることができるようになりました。さらに我々の祖先が食していた食材として肉類があります。遺跡から出土する動物の骨にはハイエナなどの歯形が多く残っています。つまり我々の祖先は肉食獣が残した腐肉《ふにく》を拾い、それを食していたと考えられています。このことからも、現代人のように足早に二足歩行ができなかった我々の祖先は生きのびるため、必死に食料を確保していたことが想像されます。

†人類は脳の容積を巨大化させるのに成功した唯一の動物

六〇〇万〜七〇〇万年前にチンパンジーから枝分かれした我々の祖先からアウストラロピテクスが出現するのは、およそ四〇〇万年前のことです。それからさらに二〇〇万年の時を経て、ホモ・エレクトスが出現します。

およそ三〇〇万年前の人類最古と思われる石器がケニアで発見されています。地球上の動物の中には簡単な道具を使うものもいますが、道具を創作する動物は我々の祖先だけです。石を石で叩き、鋭利な刃型を作り出す石器製作には高度な思考力と運動能力が必要で、これは手が自由になったことにより可能となりました。こうして作られた石器は食材を細かく切断する目的で使われました。

石器作りは二つの点で、人類の脳容量の増大に大きく寄与しました。まず、石器を作り出す作業には創意工夫が必要であり、これが脳を活性化させることになりました。そして石器を利用し、食材を細かく切断することにより消化効率のよい食事ができるようになり、十分なエネルギーが脳容量の増大をもたらすことになりました。巨大な脳組織を保持し、作動させるには多くのエネルギーが必要とされます。

脳機能を維持するのにはどのくらいのエネルギーが必要となるのでしょうか。ヒト新生児は消費エネルギーの六〇％近くを脳で消費すると推定されています。また安静時の大人でも、消費エネルギーの二五％程度は脳で消費されます。一方、チンパンジーは消費エネルギーの八～一〇％程度しか脳で消費しません。これにより、ヒトはエネルギー消費の盛んな巨大な脳組織を持つ極めて稀有な生物であることがわかります。この脳組織を維持し、作動させるためには消化効率のよい食物を摂り、そこから十分なエネルギーを得る必要があります。

†火による加熱調理が脳の巨大化に貢献――調理仮説

消化効率のよい食事の実現に最も寄与したのは火で、ヒトが火をコントロールできるようになり、加熱した（つまり調理した）食材を食するようになったからだという主張があります。ハーバード大学の生物人類学者、リチャード・ランガム教授によるこの仮説はCooking hypothesis（調理仮説もしくは料理仮説）と呼ばれています。

アウストラロピテクスの脳容積（四七〇㎤）に比べてホモ・エレクトスのそれは二倍、ホモ・サピエンスでは三倍（一五〇〇㎤）となっています（図15）。ホモ・エレクトスからホモ・サピエンスに至る二〇〇万年の人類進化において、火を用いて食材を調理したことが

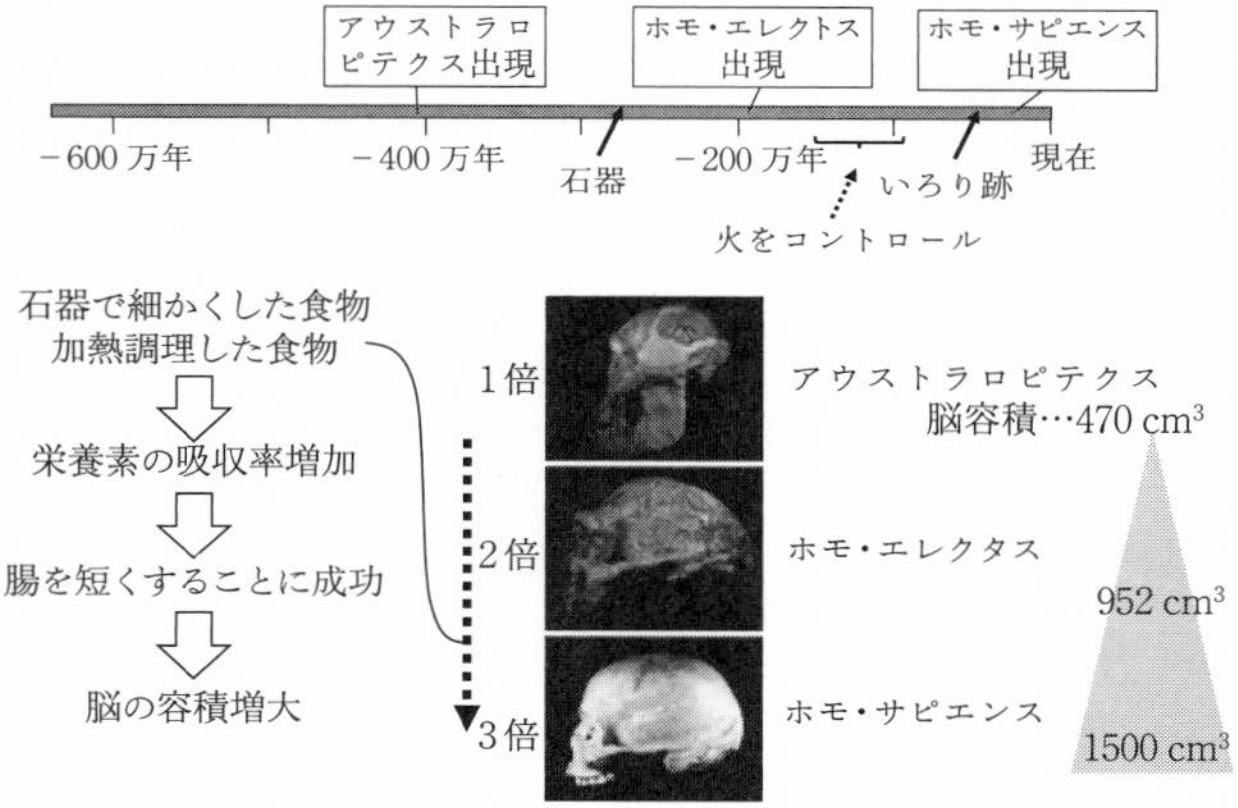

図15　石器・加熱調理により脳の容積増大に成功した人類

消化効率の向上に大きく貢献しました。たしかにジャガイモをそのまま生で食べることは難しく、蒸かして柔らかくして食べるほうが消化効率は格段によくなります。また根菜類も加熱により食べやすい柔らかさになります。

たとえばチンパンジーは日中の半分ぐらいの時間を植物性の食物の咀嚼に費やすため、栄養素を吸収するためには大きな歯と長い腸が必要となります。一方、加熱調理した食材を食べるようになったヒトは咀嚼時間が短くなり、さらには腸が短くなることにより直立二足歩行に都合のよい体型となりました。

また、加熱調理はヒトに衛生的な食材を提供することにもつながりました。冷蔵保存ができない環境下で消費期限を過ぎた食材を生で口にしていたヒトは、食中毒やさまざまな感染症で寿命を縮めていたことでしょう。火を通した食材は保存性が向上するため、ヒトは飢餓の心配から一時的に解放されることになりました。

現在、我々は生活の中でごく当たり前に火を使っていますが、これをコントロールできる動物は地球上でヒトだけです。ほとんどの動物は火を恐れることはあっても、それを利用することはありません。人類がいつから火をコントロールできるようになったのかということについては諸説ありますが、数十万年前の遺跡でいろり跡が発見されています。大きな石をコの字型に並べたものが想像されますが、これが無傷で見つかることは稀です。石が火に焙《あぶ》られた痕跡が重要となりますが、これも自然発火の山火事で焦げた石と区別しなければなりません。実際には、山火事の際に地上にあった石が焦げたときの温度はそれほど高くありません。一方、囲炉裏の周りを囲む石が焦げる温度はかなり高く、さらに長時間に及びます。現在、キャンプで団扇《うちわ》を使って火力を上げるように、我々の祖先も風を起こして火力を上げていたはずで、そのとき、囲炉裏《いろり》を囲んだ石は高熱にさらされていたことでしょう。

遺跡で発見された最古の囲炉裏跡はわずか数十万年前のものですが、ランガム教授は、一〇〇万年以上前から人類は火を使っていたと主張します。そこで登場させたのがノドグロミツオシエ（greater honeyguide）という小鳥です（図16）。ノドグロミツオシエはミツオシエ科の一種で、全長が一〇〜二〇cmでのどの部分が黒く、アフリカ大陸に生息します。

この鳥の特徴は文字通り、ヒトを見ると鳴き声をあげて蜜蜂の巣に誘導することです（多くの種はこのようなことはしません）。このとき、ヒトは素手で蜂の巣を壊すのでなく、木々の枝を燃やして煙を立たせ、蜂の巣を煙で燻《いぶ》すことにより蜂を追い払って巣を壊し、そこから蜂蜜を得ます。ノドグロミツオシエはそのおこぼれとして蜂の幼虫、蜂の巣を固めている蜜蠟《みつろう》を食します。この鳥は腸内に蠟を分解できるバクテリアを持っています。

遺伝子解析から、ノドグロミツオシエは少なくとも三〇〇万年前にはすでにアフリカで生息していたと推測されています。ヒトを見ると、蜂を撃退して蜂の巣を壊してくれる頼もしい相棒と認識するのは一種の本能行動と理解されています。さらにノドグロミツオシエの驚くべき特性は、他種の巣に托卵《たくらん》することです。孵《ふ》化《か》した雛は鋭い嘴《くちばし》で宿主の卵を破壊して雛を殺し、宿主から与えられるエサを独占します。

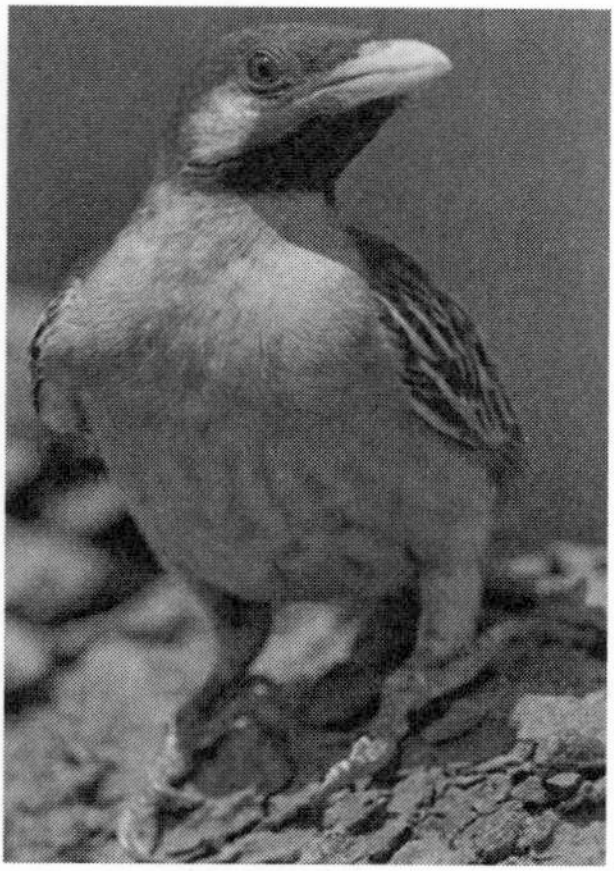
図16　ノドグロミツオシエ
（greater honeyguide）

おそらく一〇〇万年以上かけて本能として刷り込まれた結果、ヒトを見ると思わず鳴き声をあげるのでしょう。これはヒトが早い時期から火をコントロールして蜂の巣退治をしていたことの直接の証明にはなりませんが、大変興味深い仮説と言えます。

ともあれ人間の脳容積が大幅に増加したことについて、ランガム教授が提唱しているように、火の使用による消化効率のよい食事が大きく寄与していることはまず間違いないでしょう。ここで心に留めておくべきは「食」が我々人類の進化を可能にしたということ、それを自らの力で成し遂げたということです。

2 農業・牧畜による食料生産の安定化

†農業開始による人口爆発

それからはるかに時間を隔てて、ヒトはやがて自ら食料を生産する技術を獲得しました。紀元前一五〇〇〇年頃には氷河期が終了し、次第に地球が温暖化していきました。地中海地域では野生のコムギ、ライムギ、いんげん豆、レンズ豆などが生育し、そこに狩猟採集民が一時期停留し、食用植物を収穫し始めました。安定した気候のもとで紀元前九〇〇〇

～八五〇〇年には「肥沃《ひよく》な三日月地帯」（レバノン、シリア、イラク、チグリス・ユーフラテス川流域を含む地帯）といわれる地域で農耕が始まります。

遺跡からは野生のオオムギの種子などが大量に出土し、製粉のための砥石《といし》、鎌なども発見されています。農耕民族として定住化した人々の手によりイチジク、オオムギ、コムギ、ひよこ豆、レンズ豆などが栽培品種化されました。

また世界同時的に起こった農業開始により、東アジアではコメとアワが最初に栽培化され、アンデス地域ではジャガイモが栽培化されました。トウモロコシの野生原種の「ブタモロコシ」は少ししか実がならず、熟すると穂軸《ほじく》から実が剝がれ落ちてしまいます。そこからたくさんの実がなる剝がれにくい穂軸を選別し、栽培品種化されたのがトウモロコシです。

狩猟採集民から農耕民への変化は、人類史にとって大きな転換点となりました。それまで我々人類は狩猟採集民として一地域に定住することなく、人口密度の低い状態で生活してきました。これを生産効率で計算すると、マンハッタン島に六～一二人で生活するくらいの生活空間が必要となります。農耕による定住化は人口密度の上昇を可能にし、その結果、人類の人口は大きく増加しました。

農耕により安定した食料が確保できることは、人類の生活全般に大きな影響を与えました。狩猟採集民の母親は十分な食料を確保できないため、子が三歳程度になるまで授乳をしていたと推定されています。一方で農耕民の母親は授乳期間を一〜二年に短縮することができ、子どもを産む機会も増えました。幼少期の死亡率に変化がないとしても、成人まで生きのびる子どもの数は当然、後者のほうが多くなります。

狩猟採集民にとって人口増加は貧困の原因となり、生産効率が低い環境で多くの子どもを養うことは不可能ですが、農耕民にとって子どもは時に有益な労働力にもなりました。成人にならなければ労働力にならない狩猟採集民と違い、農耕生活では幼児の子守、家畜の世話、食料加工の手伝いなど未成年でもできる労働があったからです。

†牧畜による食料生産とヒト

農耕地域の近くにはヤギが住み着き、牧畜はヤギから羊へと発展していきました。地球上にはおよそ四〇〇〇種類以上の哺乳類が存在しますが、人類はそのうち約二〇種類の家畜化に成功しており、紀元前七〇〇〇年頃までヤギ・羊は食用として飼育されていました。

その後、トルコ地域で牛の牧畜が始まります。家畜の主たる用途は食用で、その乳（ミルク）は乳児に与えられるのみでした。当時の大人はミルクに含まれる乳糖をうまく消化できなかったため、生乳を飲むことはなかったと考えられています。

ミルクが豊富に生産されるなかで溜め置いたミルクを発酵させ、ヨーグルトの原型が作られるようになります。ヨーグルトにすると乳糖がかなり減るため、これは成人も食することのできる貴重な食料となりました。さらに時代を経て、人類はチーズの原型となるものを作ります。

遺跡から発見される陶片にはザルのように穴の開いたものがありますが、これは何の目的のためにつくられたものなのか、長らくわからないままでした。近年、最先端の解析技術により、この陶片からミルクに含まれる脂肪酸が検出されました。

脂肪酸は畜肉や魚の脂身、植物にも含まれ、食品中では脂肪酸を三個連ねたトリグリセリドの形で存在するものがほとんどです。脂肪酸は炭素が偶数個連なっており、それは一八個以上のものが大半ですが、ミルクには炭素を一〇、一二、一四個含む中鎖脂肪酸が含まれています。穴の開いた陶片《とうへん》から中鎖脂肪酸が検出されたことは、そこにミルクが注がれていた確かな証拠となります。

ミルクは酸を混ぜると主成分である乳タンパク質のカゼインが固化し、乳清(ホエイ)と分離されます。このホエイを除くために陶器に穴が開けられていました。また、陶器の下から熱することにより固形化を促し、初期のチーズはつくられていました。さらに時代を下ると、仔牛の第四胃に含まれるレンネットと呼ばれる凝乳酵素を利用してチーズがつくられるようになります。

こうしてそれまで乳幼児に与えるしか利用法のなかったミルクからヨーグルト、チーズが作り出されました。特にチーズは栄養価が高いうえに乳糖含有量が低く、幼児から老人まで食することができ、さらには日持ちします。これらの食品がつくられたことは、当時の大人たちがミルクを飲むとお腹がゴロゴロして下痢をする、いわゆる乳糖不耐症であったことと関係しています。

3　ミルクにまつわるサイエンス

†ミルクと乳糖不耐症

我々哺乳類は地球上で最も進化した種で、その最大の特徴は哺乳して子を育てることです。生後間もない子はしばらくの間、母親から授乳されるミルクのみで成長します。この間の成長に必要な栄養素を理想的な割合で含んでいるミルクは完全食と言えるでしょう。

我々は日常生活で数千種類の食材を口にしていますが、ほとんどすべての食材はヒトに食されることを目的に地球上に存在しているわけではありません。たとえば日本人の主食であるコメも穀物の一種であり、ヒトの口に合った品種へと改良されたものです。唯一、ミルクだけが食されることを目的につくられたものと言えます。

食用とされる家畜乳は牛乳、ヤギ乳、羊乳ですが、日本ではそのほとんどが牛乳です。多くの牧畜民の間では牛乳よりも羊乳が好まれる傾向にあり、その理由は乳脂肪分にあります。牛乳は一〇〇gあたり四g程度の脂肪分を含むのに対し、羊乳は七g程度含みます。生乳に含まれる主要タンパク質はカゼインで、乳タンパク質のおよそ八〇%を占めます。生乳には一〇〇gあたり三～四g程度のタンパク質が含まれ、これは子の成育に必須なタンパク質源です。

生乳の白い色はカゼインの色に由来します。かつて、麻雀の牌《ぱい》の白い部分はカゼインで作られました。ミルクを温めると表面に被膜が浮かびあがりますが、これはカゼインが膜状に固化したものです。カゼインは乳にのみ含まれる特殊なタンパク質で、チーズもヨーグルトもカゼインが酸の存在で固化することを利用してつくられます。

†ミルクにだけ含まれる糖質・乳糖に秘められた仕掛け

同じく乳に特徴的な成分として乳糖が挙げられます。我々動物は生命活動を行う際、血液中のグルコース(血糖)を必要とするため、産まれたばかりの哺乳類の子は母親から与えられるミルクで糖質を補う必要があります。ミルクには乳糖が豊富に含まれています。乳糖はグルコースとガラクトースが結合した二糖類です。これは乳以外では見出されることのない糖質で、そのため乳糖と名付けられています。砂糖の成分であるスクロースはグルコースとフルクトースから成る二糖類ですが、この甘味を一とした場合、乳糖は〇・四に相当します。

グルコースとガラクトースは単糖類でいずれも炭素数が六個で、我々が摂取すると小腸でそのままの形で吸収されますが、乳糖は二糖類であるためそのままの形では吸収されることはありません。ミルクを飲んだ子は小腸で消化酵素により乳糖をグルコースとガラクトースに分解したのち、ようやく吸収することができます。ガラクトースは吸収された後、ただちに肝臓へ運ばれてグルコース-6-リン酸へと変換され、グルコースと同じように代謝されます。

哺乳類の母親はなぜ子に消化過程の必要な二糖類、つまり乳糖を与えるのでしょうか？これにはミルクの浸透圧の問題が関係しています。たとえば、カルピスや砂糖水など濃い水溶液（=浸透圧が高い）を飲むと喉が渇きますが、これは高校化学で学んだモル濃度で説明できます。グルコース一分子でも乳糖一分子でもモル濃度は同じで、ミルクに含まれる乳糖と同じモル数のグルコースとガラクトースをミルクに加えるとモル数は二倍となり、味の濃い飲み物となります。乳児は水を飲まないためミルクを飲んでも喉の渇きを感じることはなく、これは適切な浸透圧の飲み物として設計されているのです。

生後間もない哺乳類の子の小腸には乳糖分解消化酵素（ラクターゼもしくはβ－ガラクトシダーゼと呼ばれる）が存在し、これがミルク中の乳糖を効率よく消化し、単糖のグルコースとガラクトースへと消化しますが、授乳期を経るとこの消化酵素量が次第に減少していきます。子が乳首を口に含むと母体側に刺激が伝わり、プロラクチンというホルモンが分泌されます。プロラクチンは妊娠を抑制する作用を持ち、授乳期の母親は子を育てることに専念するわけです。

ところがある一定期間授乳すると子の乳糖分解消化酵素が減少し、乳糖は消化されにくくなります。そうすると子にとってミルクは消化効率のよい飲料ではなくなり、このときこそが離乳のタイミングとなります。そして母親側からすると、子への授乳が減ることによってプロラクチン分泌が低下し、次の妊娠への準備態勢が整います。

乳糖分解消化酵素はそれをコードする遺伝子の発現を調節することで、酵素の量を調節しています。生後間もない頃はこの遺伝子の発現が促進されますが、時間が経つにつれてその作用は鈍くなります。酵素活性は一五歳になると乳児期の一〇分の一程度にまで低下します。成人になると乳糖をうまく分解できなくなります。

ミルクに乳糖という特殊な二糖類が含まれていたことは、哺乳類の生存戦略の一つと言えるでしょう。乳糖分解酵素、β-ガラクトシダーゼは乳糖分解のみに必要な酵素で、成人になって酵素活性がゼロ近くになっても口にする食材に乳糖が含まれなければ、日常生活に特に支障はありません。

もし哺乳類の母親が子に、グルコースを二分子連ねたマルトースとして糖質を与えていたら、どうなっていたでしょう。マルトースを消化する酵素はグルコシダーゼで、これは哺乳類が成人(成体)になったとき、デンプンを摂取して消化するために必須な酵素です。成人になったとき、この酵素が欠損していれば生死にかかわる重大事となります。

哺乳類の母親はミルクに乳糖という特殊な糖質を含ませ、時間の経過に伴い分解酵素の活性を調節し、次の妊娠をコントロールしています。ヒトが成人するとβ-ガラクトシダーゼの酵素活性は著しく低下するため、アジア系、アフリカ系の人などが成人してミルクを飲むとお腹がゴロゴロし、下痢したりします。アジア系、アフリカ系の人では乳糖不耐症に悩まされる人が全人口の九〇%以上になると推定されています。

一方、北欧に起源を持つ白人では乳糖不耐症の人は全人口の二~五%と極めて低いことが知られています。前述したようにチーズ作りが始まった紀元前七〇〇〇年頃、すべての人類はミルクを受け付けない体でした。それではなぜ、乳糖に対する耐性で人種差が生じてしまったのでしょうか？

†北欧に起源する民族だけが成人後も乳糖を消化できる理由

成人になっても乳糖を分解できるヨーロッパ系の人達の遺伝子を解析すると、β－ガラクトシダーゼ（ラクターゼ）遺伝子にアジア系・アフリカ系の人とは異なる塩基が見つかります。遺伝子DNAは四種類の核酸塩基、A（アデニン）、G（グアニン）、T（チミン）、C（シトシン）の連続した配列から成ります。DNAは二重螺旋構造で、すべてのヒトの細胞の核に約三一億個の塩基対として存在します。このDNAが遺伝情報としてRNAに書き写され（転写）、そのRNAを基にタンパク質が合成（翻訳）されます。

ヒトの遺伝子の数はおよそ二万数千個と推定されており、三一億個の核酸塩基のうち、数％のDNA配列がRNAへと転写されます。残りの部分は遺伝情報にはなりませんが、この領域のDNA配列が各遺伝子の転写効率を決定する役割を担っています。DNAからRNAへと転写される核酸塩基の地点を転写開始点と呼びます。

乳糖耐性のないアジア系・アフリカ系の人の場合、その転写開始点から一三九一〇塩基をさかのぼった箇所の塩基はC（シトシン）ですが、乳糖耐性のあるヨーロッパ系の人はT（チミン）となっています。ヨーロッパ中央の古い遺跡から見出されるDNAでもこの箇所はC（シトシン）であり、ヨーロッパ地域に牧畜が広まった年代を加味したうえでコンピューター・シミュレーションをした結果、今からおよそ七五〇〇年前（紀元前五五〇〇年頃）にバルカン半島中央から中央ヨーロッパ地域でC／T塩基置換が起こったと推定されています（日本では縄文時代初期です）。

それでは今から七五〇〇年前、一人のヒトに生じた突然変異はどのようにして伝播したのでしょうか？「肥沃な三日月地帯」で農業が始まってから数千年を経て、人口増加に伴い北部ヨーロッパへと人口移動が起こりました。これにより、農業耕作技術とともに家畜化されたヤギ、羊も移動したことが知られています。ヨーロッパ北部は緯度が高いため寒冷気候で、農耕よりも牧畜に適していたため、乳製品を主な食材とする食生活が定着していきました。移住の際には、チーズは貴重な携帯保存食として役立ったことでしょう。

ミルクをチーズ、ヨーグルトなどに加工する手間をかけずに飲料として直接消費できる乳糖耐性遺伝子を持った人たちは、食料が十分に確保できないとき、寒冷気候に襲われたときなどにミルクで簡便に栄養補給ができるという点で、生存競争で圧倒的に有利であったはずです。成人になっても乳糖を消化できた子孫は男性であれば栄養確保が十分にできるため体格がよくなり、狩猟をしても牧畜・農耕をしても生産能力が高く、多くの子孫を残す機会にも恵まれたでしょう。現代のように一夫一婦制が法律で制定されている社会とは異なり、数千年前の社会では、環境適応力の高い遺伝子を持った男性は多くの女性を妊娠させる機会を持ち、女性は栄養状態がよいことから妊娠する回数が多く母乳生産能力も高く、多くの子を残せたはずです。

牧畜社会ではこの遺伝子を受け継いだ人がネズミ算的速度で増えていき、やがて白人のほとんどがこの遺伝子を持つようになりました。大変興味深いのは、この現象がわずか七五〇〇年という短期間で達成されているということです。七五〇〇年というのはたしかに長い年月ですが、人類が六〇〇万年かけて進化したことを考えれば人類史のわずか〇・一三%に過ぎません。民族全体を一つの色（遺伝形質）に染めるのに、乳摂取という食習慣が大変強い力を持っていたことに驚かされます。

†一塩基置換がなぜ乳糖耐性となりうるのか

それではCからTへの一塩基の置換でなぜ、成人になっても乳糖分解酵素の遺伝子発現が低下しないのでしょうか。先ほども述べたように、DNAは二重螺旋構造としてすべてのヒトの細胞の核に約三一億個の塩基対として存在し、これが遺伝情報としてRNAに転写され、RNAを基にタンパク質が合成（翻訳）されます。こうしてβ-ガラクトシダーゼが小腸で乳糖を消化するようになります。

授乳期にはβ－ガラクトシダーゼ遺伝子の近傍に、DNAからRNAへと転写を促すタンパク質が複数個結合してβ－ガラクトシダーゼが合成されます。成長に伴い、この転写を邪魔する因子が増加し、β－ガラクトシダーゼRNAへの転写が低下します。このときに転写開始点から一三九一〇番目に位置する塩基がTになった結果、こうして新たにできた塩基配列に別の転写を促すタンパク質が偶然結合し、β－ガラクトシダーゼRNAへの転写を促進します。その結果、この変異を持つ人たちの小腸では、成人後にもβ－ガラクトシダーゼが合成され続けます。

また、アフリカの複数の民族でも一三九一〇番目の塩基の近傍に一塩基置換が確認されています。アジア系と同様に、アフリカ系の民族には乳糖不耐症が多いため、牧畜が盛んでなかったアフリカでは、これらの変異を持つヒトは生存競争の上で有利ではなかったでしょう。

アジア系の民族も含めて、どの民族でも同様な一塩基置換はある頻度で起こっていたにもかかわらず、牧畜が盛んでなく乳を摂取する食文化がない地域では、これら変異遺伝子を持った子孫は増えることがなかったと考えられます。この例は、食生活の内容の違いが民族の遺伝子的な背景を色濃く支配しているということを物語っています。

†古代における乳糖不耐症――アイスマンの素顔

白人は乳糖を消化できるのに対して有色、黄色人種では不耐症であることを人種の優劣と誤解する傾向がありますが、正確に言えば成人になると乳糖を分解できない人種が正常哺乳類、分解できる人種は変異哺乳類であり、ここで優劣の判断をすることは無意味です。

それでは、どのくらいの時期から欧州系の民族に乳糖を消化できる人が広まっていったのでしょうか。旧約聖書の『創世記』には信仰の父・アブラハムが訪問者（神と天使）を迎えた歓迎の宴で、食卓に焼きたてのパン、柔らかな仔牛肉、フレッシュチーズ、ミルクを並ばせたと記されています。

『創世記』が著された時期については紀元前一四〇〇年頃という説があり、この頃には多くの一般市民が乳糖耐性を獲得していたことが読みとれます。また、この時代にミルクが神聖な飲み物とされていたことも非常に興味深いです。

古代では一世代・三三年程度で世代交代が進むとすると、一〇〇年で三世代進みます。紀元前五五〇〇年（今から七五〇〇年前）から紀元前一四〇〇〇年までのおよそ四〇〇〇年間、つまり一二〇世代を経ると、その民族のうちの大半が環境に適応した遺伝子を獲得することになります。これはまさしく英語のことわざの“You are what you eat.”を象徴しています。

しかしその一方で最近の遺伝子解析技術により、古代人の乳糖不耐症を示す興味深い報告も出てきています。一九九一年、アルプスのチロル地方の氷河で遭難者のミイラ化した遺体が発見されました。氷冷下でミイラ化したその遺体は、約五三〇〇年前に氷河に転落した古代人のものでした。その後、この男性は「アイスマン」と命名され、貴重な古代人のサンプルとして解析されました（図17）。

アイスマンは身長一六五cm、体重五〇kg程度、左利きで推定年齢は四六歳、矢によって傷つき死傷したと推定されました。発見当時、アイスマンは片方の靴しか履いていませんでしたが、牛の皮で作られたその靴には干し草が詰められていました。さらには遺留品として羊やヤギの皮をつなぎ合わせたコート、銅製の斧が見つかりました。これには純度九九%以上の銅が使われており、非常に貴重な道具であったと推定されます。この発見により、ヨーロッパの銅器時代の始まりが一〇〇〇年も遡ることになりました。

胃からは数種類の動物の脂身が検出され、死の数時間前にハーブ、コムギをたらふく食していた形跡も認められました。つまり、食料持参で氷河のある山に乗り込んでいたことになります。また、マダニが媒介するライム病の感染が認められ、人類最古の感染症患者として認定されています。さらに興味深いことに、アイスマンはピロリ菌に感染しており、

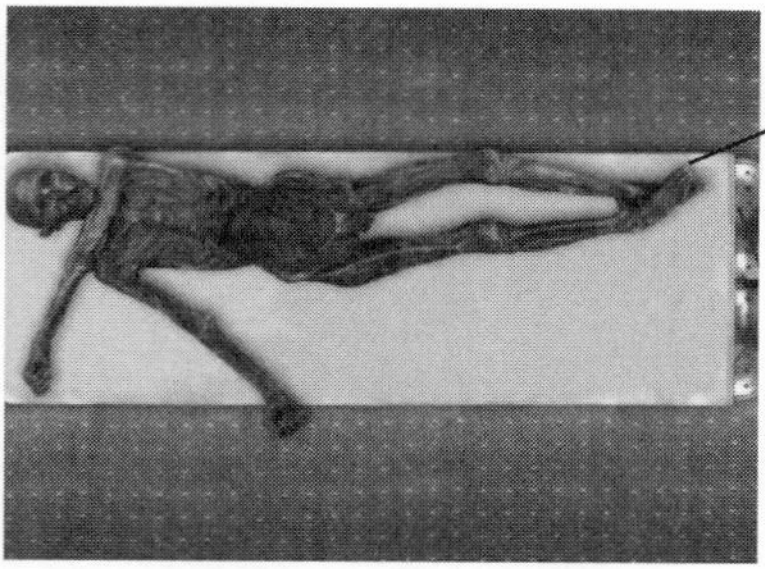

図17　1991年イタリア氷河で発見されたicemanは乳糖不耐症だった

このピロリ菌はアジア起源のものでした。現代ヨーロッパではアジア起源とアフリカ起源のピロリ菌が認められますが、アイスマンの時代以降、アフリカ起源のピロリ菌がヨーロッパに入ってきたと考えられています。

また最新の遺伝子解析の結果、アイスマンは乳糖不耐症型の遺伝子を持っており、牛乳が苦手であったと推測されています。血液型はO型、目の色は茶色で、動脈硬化発症の原因となる遺伝子型を持っていました。この点でも世界最古の心疾患患者例と言えます。

七五〇〇年前、一人のヒトの遺伝子変異に起因した乳糖耐性の形質はそれからおよそ二〇〇〇年経ったイタリア地方では、まだ多くの人に伝播していなかったことがわかります。私たちアジア人と近い遺伝子を持っていた五三〇〇年前の悲劇の人、アイスマンに何となく親近感を感じてしまいます。

コラム　農耕民の健康

それではここで再びクイズに挑戦してみましょう。

人類が狩猟採集民から農耕民へと生活様式を変えた結果、最も顕著にヒトに生じた健康被害は何でしょう？

――それは虫歯です。

現代でも、狩猟採集民に虫歯は少ないです。虫歯はミュータンス菌とラクトバチラス菌が糖質を代謝して乳酸を産生し、その結果口腔内環境が酸性化し、エナメル質の脱灰が起こり生じます。

農耕民に虫歯が多いのは、穀物を食べることによりデンプン・糖質の摂取が増えたためと考えられています。つまり、穀物のデンプン（グルコースが多数連なった多糖類）を消費するようになったことがヒトの虫歯の始まりということです。農業生産によりようやく安定的に食料を確保できるようになった人類が、今度は虫歯に悩まされるようになったというのは何とも皮肉な話です。

第4章　食品には三つの機能がある——機能成分の可能性

1　食品が持つ多彩かつ豊かな機能

†コロナ感染防止のための黙食・個食

二〇二〇年春から始まったコロナ禍で、日本人の食の形態にも大きな変化が生じました。ウイルス感染が飛沫《ひまつ》に依存することから、会話を交えた会食は避ける「黙食」が奨励されています。また料理を大皿に盛りつけることは避け、個別に取り分けた食事を摂る「個食」も勧められています。

これにより食事の場・食卓から会話、コミュニケーションが失われてしまいました。多くのレストランではアクリル板でテーブルが仕切られ、壁に向かって食べるレイアウトにする店も増えました。私たちはこのような状況になって初めて、食を通じて他者とつながっていることに気づき、食のもたらす恩恵を強く感じています。

こうした食事がもたらす心理的・精神的な恩恵とは別に、食品は本質的に三つの機能を持つと考えられており、本章ではそれについて述べていきます。

†食品の一次機能とは——必要不可欠な栄養素の供給

食品とは薬機法で規定されている医薬品および医薬部外品を除くすべての飲食物で、なおかつ栄養分を含むものと定義されますが、そもそも食品はどのような役割を果たしているのでしょうか。先ほども述べたように食品には三つの機能があるとされており、それぞれを一次機能、二次機能、三次機能と呼びます。

一次機能とは、我々が日常生活を送るうえで不可欠な栄養素を供給する機能です。五大栄養素（糖質・脂質・タンパク質・無機質〔ミネラル〕・ビタミン）は食品を摂取することにより我々の体に取り込まれ、骨格を維持し、日々の生活に必要なエネルギー源となります。

炭水化物と糖質、脂質と脂肪は同義語で、「低糖質ダイエット」は「低炭水化物ダイエット」と言い換えることも可能です。糖質というとブドウ糖（グルコース）や砂糖（スクロース）などといった糖分をイメージしますが、そのような意味ではありません。芋類などに含まれるデンプンもグルコースも糖質・炭水化物です。

デンプンは多数のグルコースが鎖状に連なった高分子化合物（多糖類と呼ばれます）ですので、我々が食すると小腸でグルコース（単糖）にまで消化され、吸収されます。砂糖はグルコースとフルクトース（果糖）から成る二糖類で、消化酵素により消化され、グルコースとフルクトースとして初めて小腸で吸収されます。血液中のグルコース濃度を血糖値と呼びますが、食後には食事由来のグルコースが流入し、血糖値が上昇します。

我々人類は巨大な脳を持ち、脳を正常に機能させるためには大量のグルコースを必要とします。絶食状態で食事由来のグルコース供給がなくなると血糖値は低下し、ある濃度以下になると朦朧《もうろう》としてきます。その場合、我々の体の中ではそれまで蓄えたエネルギーをことごとくグルコースへと変換し、血糖値維持に努めます。我々の生命活動の司令塔は脳であり、この器官に異常が生じることは極めて危険です。

私たちは生命進化の過程で常に飢餓と戦ってきましたが、これは生命活動に必須な血糖値を維持していくための戦いでもありました。食品から供給される糖質は非常に重要な栄養素です。

五大栄養素の中でも糖質・脂質・タンパク質・無機質はエネルギー源、我々の体を構成する成分となります。脂質は最も主要なエネルギー源となり、タンパク質は体を構成する体タンパク質の原料となると同時に、さまざまな代謝を調節する酵素の原料ともなります。

一方、ビタミン類はそれとは異なり、我々の体の中で起こる代謝を調節する役割を担います。たとえばビタミンC・Eには抗酸化作用があり、酸素のある環境で生活する私たちの体中で生じやすい酸化反応を抑制します。ビタミンDはカルシウム代謝、骨代謝を正常に維持する役割を担い、ビタミンB_1は糖質代謝を正常に保つ役割を担っています。これらのビタミンは直接エネルギー源になることも、体の構成成分として働くこともありませんが、正常な生命活動に不可欠です。

今から一〇〇年前、ビタミンという言葉・概念は世の中には存在しませんでした。その頃、世界に先駆けてビタミンB_1を発見したのが日本の農芸化学者・鈴木梅太郎です。一九二九年のノーベル生理学・医学賞はビタミンの発見を称え、オランダのクリスティアーン・エイクマンとイギリスのフレデリック・ホプキンズに授与されましたが、残念なことに鈴木梅太郎の名前はそこにはありませんでした。一九四九年、湯川秀樹が日本人初のノーベル賞受賞者となりましたが（物理学賞）、その二〇年前のことです。一九四三年、晩年の鈴木は若き湯川とともに文化勲章を受章しています。

コラム **鈴木梅太郎物語**

日本人は現在でも、コメを主食とした食生活を送っています。最近では健康のために玄米を摂る人もいますが、多くの場合は白米を食しています。玄米の外層の糠《ぬか》層および胚《はい》（胚芽）を除去すると白米となります。糠層には消化されにくい繊維が含まれ、これと胚芽が付いていると味もよくないので、精米して白米にします。

このような習慣は江戸時代の中期からしだいに広まっていきました。最初は位の高い人々の間で広まり、江戸後期および明治時代になるとほとんどの国民は白米を食するようになりました。その結果、脚気《かっけ》が流行り、これは国民病とも言われました。徳川将軍の中でも、脚気が原因で短命であった人が数人いると言われています。

脚気の症状としては全身の倦怠感、食欲不振、神経、筋力の低下などがあり、心不全で死に至ることもあります。現在ではほとんど見られませんが、これはビタミンB_1の欠乏により発症します。糖質を代謝する際、その補助成分としてビタミンB_1が不可欠です。江戸時代から明治時代にかけて、日本人の食生活は米食中心でわずかなおかずを添える糖質過剰食であったため、ビタミンB_1が不足していたのです。

鈴木梅太郎は一九〇一年、ドイツに留学し、エミール・フィッシャー博士の研究室で学んでいます（フィッシャー研究室は名門で、ノーベル賞受賞者を多数輩出しています）。フィッシャー博士は一九〇二年、「糖類およびプリン誘導体の合成」でノーベル化学賞を受賞しています（化学賞受賞者の二人目です）。私たちが生物化学を勉強するとき、糖質について学びますが、そこで「フィッシャーの投影式」というのが出てきます。

留学を終えて帰国する際、鈴木がフィッシャー博士に「これから日本でどのような研究を展開していけばよいか」とたずねると、「設備など欧米より劣る環境で、日本固有の研究をするのがよい」というアドバイスを得たといいます。帰国後、東京帝国大学農学部の教授となった鈴木は脚気の原因についての研究を進め、一九一一年に米糠からオリザニン（のちのビタミンB_1）を発見しました。玄米から白米へと主食の摂り方が変化したことにより、米糠に含まれていたビタミンB_1が欠落し、脚気が国民病となったという理論はとても明快です。

しかし当時の日本の医学界では、脚気は病原菌による伝染病であるという説が広く支持されており、その説の強力な信奉者が陸軍軍医の森林太郎（森鷗外）であったことは有名な話です。富国強兵政策を進めていた明治政府にとって、戦闘による戦死者数に比べて脚気死亡者のほうが多いという事実は大問題でした。実際、日清戦争・日露戦争では多数の陸軍戦闘員が脚気を発症しています。一方、海軍ではいち早く食事改良により脚気を克服しており、発症者は減少していました。

　当時、鈴木の研究成果は正当に評価されませんでしたが、彼はその後、理化学研究所の創立に貢献するとともに数々の科学的な業績をあげており、明治時代を代表する科学者として六二円切手の図柄にもなっています。鈴木は学生時代、帝大教授で東京駅舎を設計したことでも有名な建築家・辰野《たつの》金吾《きんご》宅に書生として下宿していました。辰野は鈴木の優秀さを認め、長女を嫁がせたといわれています。

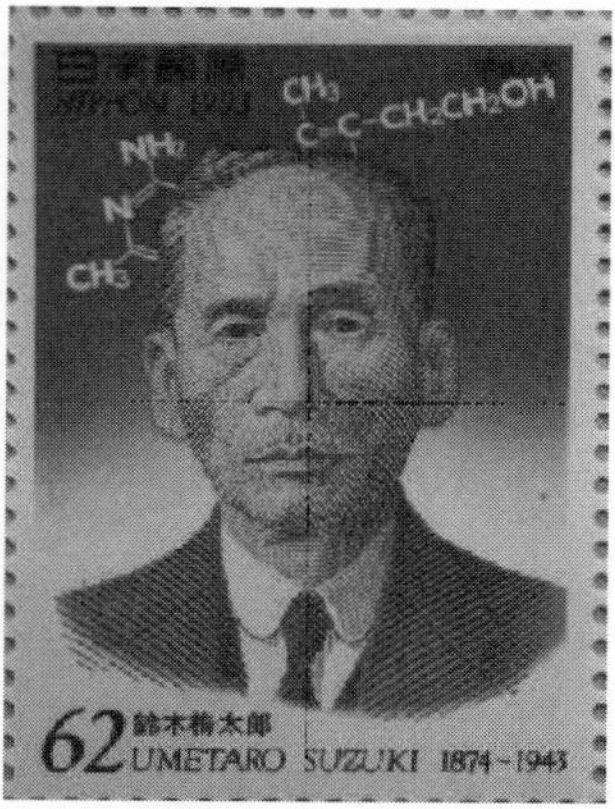

図18　鈴木梅太郎

　東京帝国大学農学部・農芸化学科の教授であった鈴木梅太郎はその後、日本化学会から独立して一九二四年に日本農芸化学会を設立し、初代会長となりました。彼は筆者の大先輩であり、日本最大のバイオ研究に関する学会にまで発展した日本農芸化学会（会員数一万名余）の六一代の会長を私が務めた（二〇一七～一九年）こともあり、深いつながりを感じています。

　日本農芸化学会では会員の約四〇%近くが企業研究者で、日本の主だった食品企業をはじめとするバイオ産業が賛助会員として参加しています。何かの機会にホームページをご覧いただき、食・生命・環境に関するバイオサイエンスの最先端に触れていただければ幸いです（日本農芸化学会ウェブサイト https://www.jsbba.or.jp/）。

†食品の二次機能とは——旨味の発見

食品の二次機能は嗜好面に関係します。食品には匂い・味・色・食感があり、それぞれが食欲に大きな影響を及ぼしますが、ここでは味覚に関してお話しします。長らく味は四味、つまり甘味・塩味・酸味・苦味から成ると考えられてきましたが、およそ一〇〇年前、一九〇八年に池田菊苗《きくなえ》が「旨味」の成分であるグルタミン酸ナトリウムを昆布から単離しました。

池田菊苗もドイツに留学し、ノーベル化学賞受賞者であるヴィルヘルム・オストワルド博士の研究室で学んでいます。そしてその間、イギリスで半年ほど夏目漱石と同じ下宿に滞在し、親交を深めています。同時期に鈴木梅太郎もドイツに留学しており（実際にはすれ違い）、日本から多くの知識人たちが欧州に留学していたことがうかがえます。池田菊苗は帰国後、東京帝国大学理学部教授となり、後に日本化学会の会長も務めています。

池田が発見したグルタミン酸ナトリウムは旨味調味料「味の素」として一九〇九年に発売されました。それ以降、旨味は日本人しか感知できない味覚と考えられてきましたが、二〇〇〇年にマイアミ大学の研究グループによって旨味成分を認識する旨味受容体が発見され、九〇年の時を経て旨味成分とそれを認識する受容体が結びつきました。

現在、「UMAMI」という言葉は国際語として通用するまでになっています。およそ一二〇年前、ドイツのノーベル賞受賞者のもとで学んだ二人の日本人研究者は帰国後、極めて優れた食品科学研究を行い、世界をリードしてきたのです。

旨味の成分としてグルタミン酸ナトリウムを挙げましたが、和食の神髄ともいえる出汁には複数の旨味成分が含まれており、鰹節にはイノシン酸、シイタケにはグアニル酸が含まれています。これら旨味成分は呈味性ヌクレオチドと呼ばれ、核酸の一種類であり、グルタミン酸ナトリウムはアミノ酸を含むため、これらの旨味成分を摂取するとわずかながらカロリー源となります。

先ほど触れた二〇〇〇年の旨味受容体の発見により、この受容体は二種類の七回膜貫通Gタンパク質共役受容体（GPCR）、TIR1とTIR3のヘテロ二量体であることが判明しました。甘味受容体も同様の構造（TIR2とTIR3のヘテロ二量体）をしていて、TIR3を共有しています（図19）。

ヒトはおよそ九〇〇種類のGPCRを持っており、その約半数は嗅覚受容体であることが知られています。その後の研究から、T1R1の異なる部位にグルタミン酸ナトリウムと呈味性ヌクレオチドが結合することもわかってきました。これはアミノ酸系の旨味と核酸系の旨味が出合うと、七〜一〇倍の旨味になるという相乗効果を説明しています。これら旨味成分は「おいしさ」という極めて主観的な感覚を科学的に実証しています。

†出汁の重要性

昆布や鰹節など煮出した出汁は、和食に旨味を添える重要なものです。出汁の生理学的意義について、京都大学大学院農学研究科の伏木亨名誉教授（現甲子園大学教授）のグループにより興味深い研究が行われています。ラット・マウスを用いた「病みつき」実験がそれです。

ヒトも齧歯類《げっしるい》も砂糖や脂肪には目がなく、共通の病みつき反応を示します。まず、マウスにレバーを押すと一滴の砂糖水あるいは油脂が出る装置に慣れさせます。装置には仕掛けがあり、初めは一回レバーを押すと出てきますが、二回目は二度、三回目は三度と、回を重ねるごとにより多くレバーを押さなければならない仕組みになっています。

マウスは甘味・油脂には強い執着があるため、一滴味わった後、続けてレバーを押しま

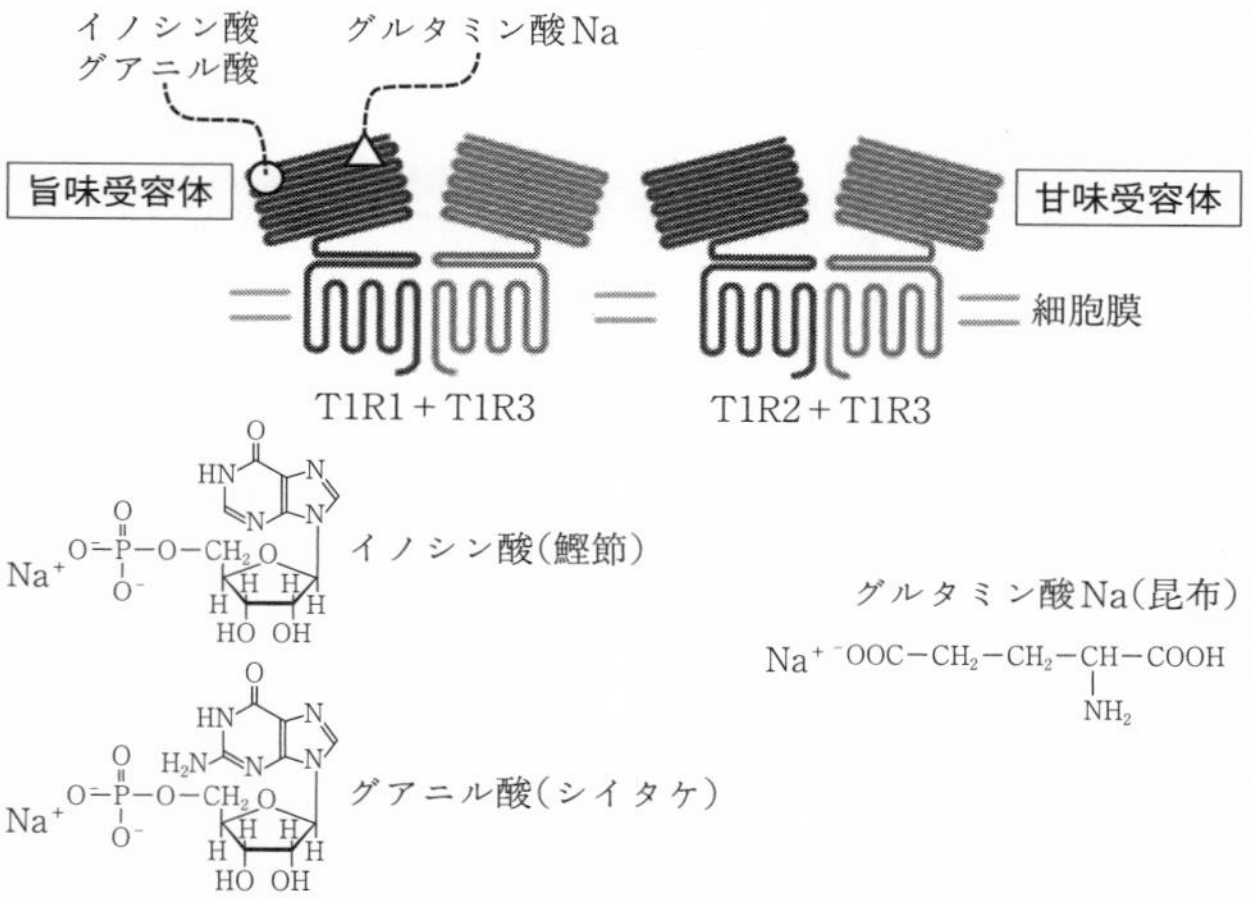

図19　旨味受容体と旨味成分

すが、二回目は二度レバーを押さなければ次の一滴は出てきません。このような検査を一〇分間行い、トータルで何回レバーを押したかが病みつき度の評価になります。

マウスの種類や油脂、砂糖水の濃度により多少の増減はありますが、油脂では一〇分間で一五〇回を軽く超えますし、二〇％砂糖水でも五〇回以上はレバーを押します。また出汁ですと、二〇％砂糖水に匹敵する回数のレバーを押します。油脂、砂糖、出汁以外のものを与えても、レバーを押し続けてまで欲しがることはありません。

しかしこの実験はあくまで齧歯類の実験結果です。日本人は出汁に愛着があり、これを好むことは理解できますが、海産物をあまり食さない外国人にもこの論理は通用するのでしょうか。

伏木教授によるとこれは食習慣によるもので、外国人は出汁を魚臭いと感じ、敬遠する傾向があるそうです。しかし先に述べたようにヒトは旨味受容体を持ち、これを認識する能力を持っています。現に、日本文化に強い興味を持つ外国人が和食を好むことはしばしばあります。

食習慣による慣れはヒトが本来、動物として持っている出汁に対する嗜好を目覚ましてくれるのでしょう。そこで大事なのは「食育」であると伏木教授は指摘しています。幼少期から出汁のきいた食事を摂ることにより、成人になっても和食中心の低カロリー食を選択することが多くなり、肥満を回避することができます。日本型食生活の利点は出汁への「病みつき」によるものと考えることができます。

†食品の三次機能とは——機能性食品の創製

一九八四年から一九八六年にかけて文部省（現・文部科学省）で実施された特定研究「食品機能の系統的解析と展開」には農芸化学者、栄養学者、医学者が集結し、その成果として初めて食品の三次機能が提唱されました。食品には生体調節機能（生体制御、疾病の防止、疾病の回復、体調リズムの調整、老化抑制）が備わっているという新たな考え方です。

これを受けて一九九一年に特定保健用食品制度がつくられ、一九九三年に特定保健用食品が二品目認可されてから三〇年が経ちます。特定保健用食品（トクホ）は当初、厚生省で審査・認可されていましたが、現在は消費者庁で有効性・安全性について審査され、長官名で特定保健用食品として販売することが許可されています（図20）。

　そういった食品はスーパーや薬局などで販売されていますが、ヒトへの介入試験での有効性の検証など、開発・製品化には多くの費用と時間、手間がかかります。二〇二二年の時点で製品数は一〇〇〇件を超えますが、これは薬ではないため「発症を予防する」「疾病を治癒する」などと謳《うた》うことはできず、特定の保健の目的が期待できるという九つの表示のいずれかに関わる保健効能成分（関与成分）を含んでいることを製品に明示しています。

図20　特定保健用食品

　特定保健用食品の申請には膨大なデータと開発費が必要とされ、ハードルが高いものでしたが、二〇一五年から機能性表示食品制度が開始されました。これは国の定めるルールに基づき、事業者が食品の安全性・機能性に関する科学的根拠など必要な事項を販売前に消費者庁長官に届け出れば、機能性を表示することができるという制度です。特定保健用食品とは異なり国が審査を行いませんので、事業者は自らの責任で科学的根拠をもとに適正な表示を行う必要があります。また、特定保健用食品で表示できる効能以外についても機能性を明示することができるようになりました。

たとえば小さい字が読みにくくなった中高年向けに、手元のピントを調整すると表示した機能性表示食品がありますし、静岡の「三ヶ日みかん」は生鮮食品としては初めて届け出を受理されました。三ヶ日みかんにはカロテノイドの一種であるβ-クリプトキサンチンが豊富に含まれ、骨代謝の働きを助けることにより、骨の健康に役立つことが報告されています（図21）。

機能性表示食品は事業者の責任で申請し、それが受理されれば特別な審査もないことから製品数は急増しており、二〇二二年時点で五〇〇〇件を超える数になっています。消費者はこれについては各々、その表示の真偽を見極める必要があるでしょう。

食品の三次機能が提唱されてから四半世紀以上が経ち、一九八四年に初めて「機能性食品」という言葉が登場してからは三五年以上となります。一九九三年、機能性食品の生みの親ともいえる荒井綜一教授（当時・東京大学農学部）への『Nature』のインタビュー記事では、日本が食の機能について革新的な試みを始めようとしていることへの驚きを述べています。これ以降、日本の農芸化学者、栄養学者、食品学者は食品の三次機能を見出す研究に邁進《まいしん》してきました。

特定保健用食品制度ができて以降、機能性食品にまつわるマーケットが拡大し、産業として大きなイノベーションが起こりました。しかし食品は生体調節作用を発揮しますが、疾病を治癒する作用は持っていません。疾病を治癒するにはピンポイントで作用点が明確な薬剤を投与する必要があります。治療薬とは、膨大な数の化合物から治癒効果が期待される候補化合物を選別してその部分構造を改変し、より活性の強い化合物にしたものです。

食材にわずかに含まれる成分には限りがあり、治療薬のような強い活性を期待することはできません。

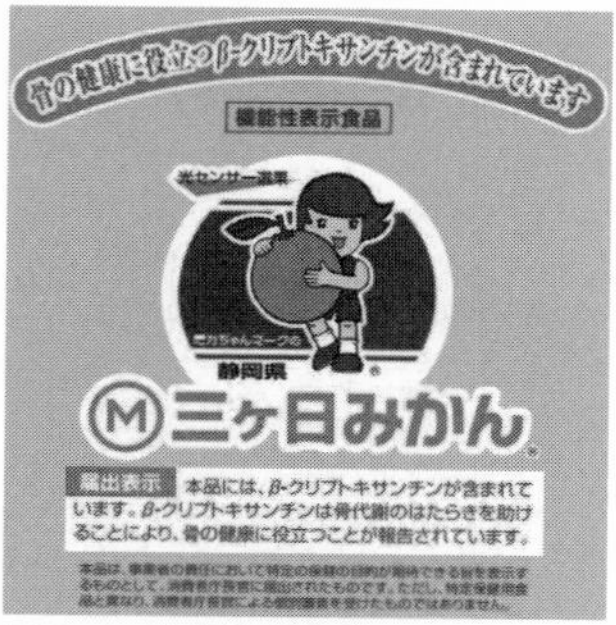

図 21　機能性表示食品

2　自ら食品を選びとることの重要性

†「そもそも食品に機能成分は含まれているの？」という疑問に答えて

健康食品の効能を高らかに謳うCMをよく見かけますが、よくよく画面を見ると小さい字で「利用者の個人的感想です」というような文言が書かれています。健康食品というと胡散臭いというイメージを持つ人も少なくなく、そこから「そもそも食品に機能成分は含まれているの？」という疑問へとつながります。

このような疑問を持つことは、賢明な消費者として当然でしょう。科学の世界でも同じ実験を数回繰り返し、再現性を確認してから次のステップへと進みます。他の研究者の研究で立証されていることでも同様の条件で自ら実験し、信憑性を確かめます。では、例を挙げてこの問いに答えていきましょう。

最近では多くの人が辛いラーメンやエスニック料理など、唐辛子の辛味を好んで食しています。韓国料理にふんだんに使われる唐辛子はもともと中南米が原産で、一五世紀末にコロンブスがカリブ海の西インド諸島からヨーロッパに持ち帰り、その後、アフリカやア

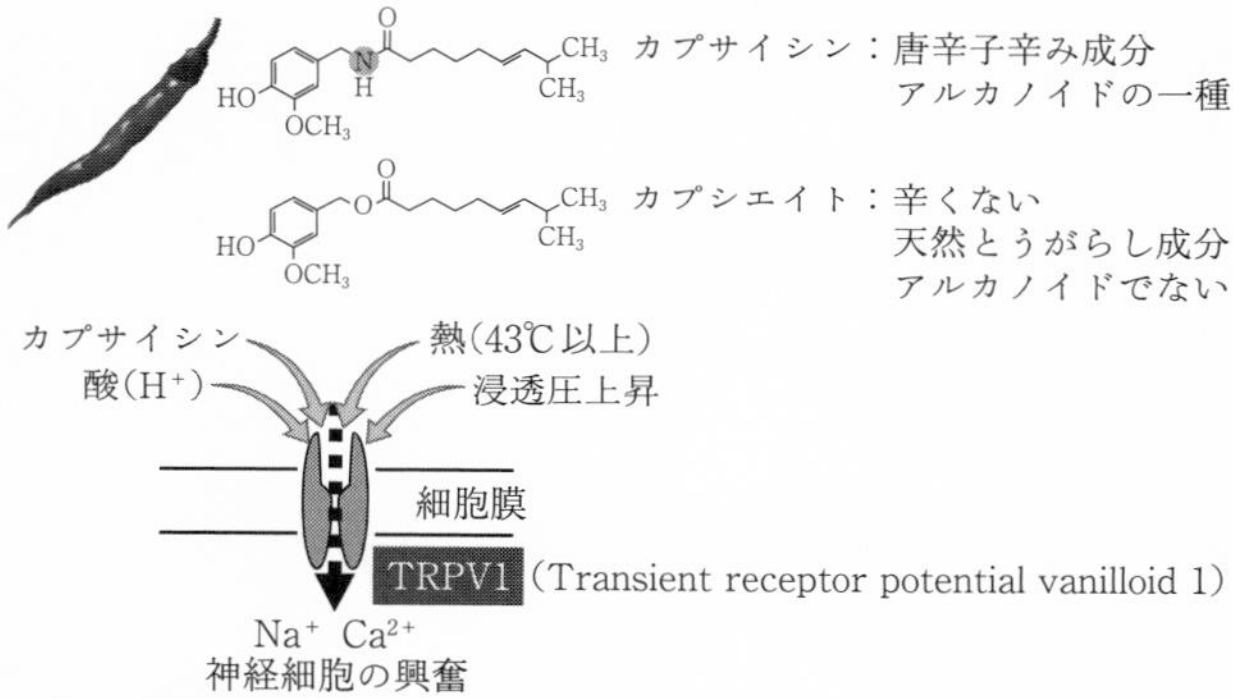

図22　唐辛子成分とその受容体TRPV1

ジアの各地へと広まりました。また、文献によれば唐辛子は日本から朝鮮半島に伝えられたもので、そうだとするとキムチに唐辛子が使われるようになったのはわずか二五〇年ほど前ということになります。

唐辛子に含まれる辛味成分はカプサイシンというアルカロイドです。植物はさまざまな構造を持つ化合物を含みますが、中でも分子内に窒素原子を含む化合物はアルカロイドと呼ばれます。唐辛子の品種の中から辛みのない品種が選別され、カプサイシンに似たカプシエイトが見出されました。これらの構造はよく似ていますが、カプシエイトは窒素原子(図中カプサイシンのN)が除かれた構造をしており、アルカロイドではありません(図22)。

唐辛子がふんだんに入った料理を食するとすぐに額に汗が出てきて身体が熱くなりますが、これはカプサイシンの作用です。カプサイシンの作用については長らく不明でしたが、一九九七年に『Nature』でこれがTRPV1という熱や酸を認識する受容体に結合し、神経細胞に興奮が伝えられることが明らかにされました。

TRPV1はカプサイシンを結合するために用意された受容体ではなく、植物由来の化合物が偶然、受容体に結合したということです。さらに興味深いことに、カプサイシンの辛みの一〇〇〇分の一以下という辛みで構造が似ているカプシエイトもTRPV1に結合し、カプサイシンと同様のシグナルを伝達することがわかっています。

辛みの強いカプサイシンを食することには限界がありますが、辛みの弱いカプシエイトは肥満対策や冷え性の改善を謳い、健康食品として製造販売されています。このように食品の中には、吸収されてから体内の因子と結合して作用を発揮する成分が含まれています。

またその後の研究から、カプサイシンのみならずコショウのピペリン、しょうがのジンゲロール、山椒のサンショオールなどといった辛味成分も同じくTRPV1に結合することがわかっています。これらの辛味成分を口にすると胃からシグナルが発信され、迷走神経、交感神経などを介してアドレナリン、ノルアドレナリンが分泌され、各組織へと到達します。骨格筋では熱産生活性を持つUCP-3という分子の発現が上昇し、ミトコンドリアでの熱産生が促されます（図23）。

ヒトの脂肪組織には熱産生に特化した褐色脂肪組織がわずかにあり、ここでも類似の構

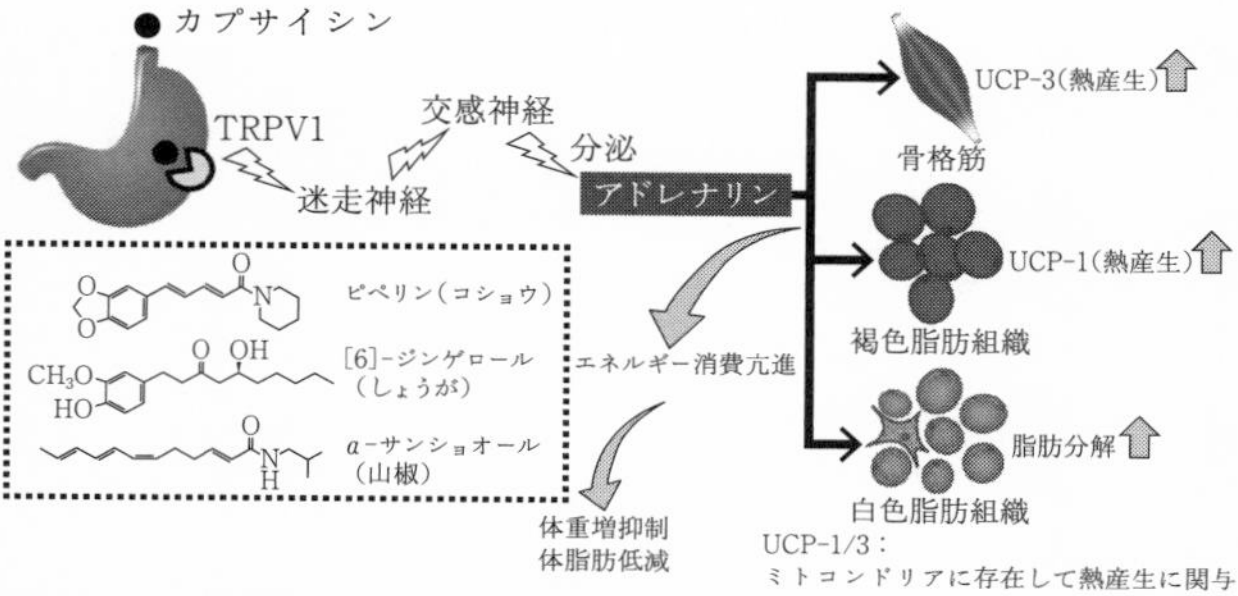

図23　辛み成分による代謝調節

造を持つタンパク質UCP－1がTRPV1によるシグナルの下流で熱産生を上昇させます。UCP－1はUCP－3と構造が似た因子ですが、より熱産生能が高いことが知られています。また白色脂肪組織では蓄積された脂肪を積極的に分解し、脂肪酸として放出することを促します。こうして総合的にエネルギー消費が亢進します（白色・褐色脂肪細胞については第6章で詳しく述べます）。

唐辛子の効いた辛いものを食べると額から汗が出てくるだけでなく、結果的に体脂肪が低減し、体重増加も抑制されます。また、冷え性などの解消にも役立ちます。

†カフェインで眠れなくなるのは

夕食後、遅い時間に濃いお茶やコーヒーを飲むと寝つきが悪くなりますが、これはカフェインによる作用です。カフェインは分子内に四個の窒素原子を含むアルカロイドの一種で、体内で重要な働きをする分子であるアデノシンと構造がよく似ています。ヒトは四種類のアデノシン受容体を持ち、脳や脊髄などの中枢神経系組織に加え、心臓や腎臓、肺といった末梢組織を含むさまざまな組織に発現しています。

中枢神経でアデノシンが受容体に結合すると鎮静・睡眠作用が起こりますが、カフェインを含む飲料を摂取すると、カフェインがアデノシン受容体に結合します。カフェインが結合するとアデノシン受容体からのシグナルが遮断されるため、目が冴えてきます。これがカフェインの覚醒効果です。

日本では特に上限を設けていませんが、ヨーロッパではカフェインの最大摂取量を一日四〇〇mgと定めています。これは玉露ですと、およそ二五〇mlに相当します。また、近年ではカフェインを高濃度で含む清涼飲料が販売されており、カフェイン中毒の危険性も指摘されています。過剰な摂取には注意が必要です。

以上のように、食品に含まれる化合物は私たちの体内で予想外の働きをしますが、なぜそのようなことが起こるのでしょうか。植物・動物の体内では似通った生合成経路で種々の化合物が合成されており、カフェインとアデノシンのように非常に似通った化合物が異なる目的で機能・作用しています。そのような成分を含む植物を食品として摂取し、体内に取り込み一定の濃度以上になると、さまざまな組織で生理応答が起こります。

これらの作用は私たちの健康にとってプラスの作用を発揮することもあれば、マイナスの作用を及ぼすこともあります。プラスの作用を科学的に証明し、それを賢く利用することは理にかなっています。

大事なのは明確な科学的エビデンスを示し、食品成分の機能を明らかにし、なおかつそれを消費者に正確に伝えていくことです。また、消費者はそれらの情報を参考にして食品を取捨選択していく能力を身につけることが必要です。食品・健康に関する基礎的な知識を得て適切な食生活を送ることは、超高齢社会を健康人として生き抜いていくために不可欠です。

†健康食品についてのガイドライン

一九二〇年、日本では国立の内務省栄養研究所が開設されました。現在、医薬基盤研究所と統合され、国立研究開発法人医薬基盤・健康・栄養研究所として研究・啓蒙活動を行っています。

健康・栄養研究所のホームページには「健康食品」の安全性・有効性情報というコーナーがあり、素材情報データベースを公開しています (https://hfnet.nibiohn.go.jp/contents/indiv.html)。ここには膨大な論文に基づいた情報があり、素材ごとの有効性・安全性などが記載されています。たとえばある食品成分の有効性については「人においては信頼できる十分な情報が見当たらない」「素材の有効性を支持する研究は一九八〇年代に実施された小規模の研究が多く、研究の質が低いとの指摘がある」などと書かれています。機能性成分の情報の多くは広告からであり、そこでは有効性に疑問を抱かせるような記述はありません。よって、健康・栄養研究所の情報は公平性が高く、信頼性の高いものと言えます。

また、同研究所が公開しているリーフレット「健康食品を利用する前に」には、次の五項目が記載されています。これらは心に留めておく必要があるでしょう。

健康食品を正しく理解しましょう。
一、健康食品で病気は治せません。
二、宣伝・広告は販売するための情報です。
三、体験談は信頼できる情報ではありません。
四、有効成分が入っていても、効果があるのかは不明です。
五、高価な製品が優れているわけではありません。

第5章　コレステロールの真実——脂質代謝の乱れと生活習慣病

1　コレステロールの役割とそのメカニズム

†食事由来のコレステロール

脂質が多い食事は肥満の原因となり、健康を蝕《むしば》むことは広く知られています。日本人の平均的な食生活では一日五五～六五g程度の脂質を摂取していますが（二〇二〇年国民健康・栄養調査）、そのほとんどはトリグリセリドです。

コレステロールも脂質の一種で、悪玉コレステロール値が高いと動脈硬化を発症しやすくなるため、コレステロール値を下げることも必要です。二〇一五年以前は食事からのコレステロール摂取量の目標値（上限値）が示されており、男性は一日七五〇㎎、女性は六〇〇mgでしたが、それ以降は特記されていません。これは無制限に摂取してもいいという意味ではなく、目標値以下に摂取量を抑えても、必ずしも血中の悪玉コレステロール値を下げることにつながらないということを意味しています。

日本人の食事からのコレステロール摂取量の平均値は一日当たり三三五mgで（二〇二〇年国民健康・栄養調査）、脂肪摂取量（六一g）の一八〇分の一です。つまり食事由来の脂肪の大半がトリグリセリドで、そのうちわずか〇・六%がコレステロールということです（第2章参照）。

ここで何より大事なのは、トリグリセリドは摂取したのちに体内で燃焼し、エネルギー源になる（カロリー源になる）のに対して、コレステロールは体内で燃焼してエネルギー源になることはないということです。しばしば健康を指南するような記事に「運動でトリグリセリド、コレステロールを燃焼する体づくりをしましょう」と書かれていますが、これは誤りです。コレステロールは体内で燃焼してエネルギー源にならないうえに、完全分解して体外排泄することもできません。それゆえに厄介なのです。

食材の中でコレステロールを含むのは動物性食品のみで、植物性のものしか口にしないヴィーガンは当然、コレステロール摂取量はゼロとなります。健康によいかどうかは別として、彼らが健康を損なうことなく生活していることは、コレステロールが必須栄養素でないことを物語っています。

†コレステロールの生理的役割

では、コレステロールは動脈硬化の元凶になる不要な脂質成分かと言うと、そのようなことはありません。私たちの体はおよそ六〇兆個（三七兆個という説もあります）の細胞でつくられています。ひとつひとつの細胞は細胞膜で覆われていますが、この膜は脂質成分であるリン脂質とコレステロールから成ります。これらは個々の独立した細胞空間を囲い、細胞の内外を区切る役割を担っています。

また、骨やカルシウム代謝に欠かせないビタミンDはコレステロールから合成されます。男性・女性ホルモンと言われる種々の性ホルモンもステロイドホルモンと呼ばれるようにステロイド骨格を持つことから、コレステロールを材料に体内で作られます。食事中の脂質の消化・吸収を助ける胆汁酸もコレステロールが原料となってつくられます（図24）。

生物が胚から次第に分化し、四肢・顔面などを形成する際、それを指示するヘッジホッグというタンパク質があります。このタンパク質はコレステロールが付加されなければ機能を発揮できず、四肢・顔面形成が正常に行われなくなります。このように、生物の発生・分化の根幹にある生体反応においてもコレステロールは重要な役割を果たしています。

☞ 炭素27個からなる複雑な構造（ステロイド骨格）

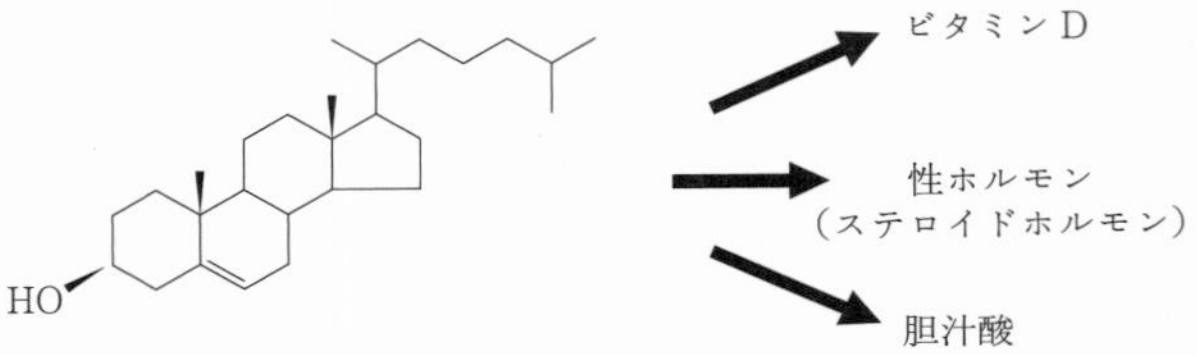

☞ ヒトは必要量を自家合成することができる
☞ 動物性食品にのみ含まれる脂質成分
☞ 体を構成するすべての細胞の細胞膜の主要構成成分
☞ 発生、分化に関与するヘッジホッグに結合して機能

図24　コレステロールとは

†植物ステロールはコレステロール吸収を抑制する

コレステロールは動物性食品（肉類、乳製品など）のみに含まれますが、植物には植物ステロールというコレステロールと構造がよく似た成分があります。植物はコレステロールにメチル基（CH_3）またはエチル基（C_2H_5）を付加したカンペステロール、シトステロールを合成します。

私たちの日常的な食生活ではコレステロールと植物ステロールの摂取量はほぼ同程度ですが、その吸収率はそれぞれ五〇％、五％以下と大きな差があり、健常者の血中植物ステロール濃度は極めて低く保たれています。ところが遺伝病の一つであるシトステロール血症ではこの濃度が異常に高く、虚血性心疾患を発症しやすいことが知られています。この場合、植物ステロールは生体（特に血管）にとって不都合を生じる物質となります。

食事に含まれるコレステロールは主に小腸で吸収され、そこでは胆囊から分泌される胆汁中の胆汁酸が重要な働きをします。胆汁酸は小腸上部に分泌されて食事中の脂肪とミセルを形成し、脂質成分の消化吸収を助けます。消化管は水溶環境で脂肪は水と分離してしまうため、胆汁中の胆汁酸と脂肪が乳化（ミセル形成）して溶け込む必要があります。こうして乳化状態にあるコレステロールは、小腸上皮細胞表面にある特異的な輸送体NPC1L1に吸収されます。

本来、植物ステロールは吸収率が低いため、シトステロール血症患者ではコレステロール輸送体に変異が生じ、植物ステロールも吸収するようになったと考えられていました。ところが実際はそうではなく、コレステロールも植物ステロールもNPC1L1輸送体によって小腸上皮細胞に取り込まれ、植物ステロールは非常に高い効率で再び消化管内へと排出されることが明らかになりました。その時の排出ポンプはABCG5とABCG8という名称の二種類のタンパク質複合体（ABCG5／G8）でした（図25）。

シトステロール血症患者ではこのABCG5／G8に変異があるため、植物ステロールが排出されず、血中濃度が異常値となります。植物ステロールについてはコレステロールの吸収を抑制する作用が報告されており、そのことから植物ステロールを添加した食用油やマーガリンが開発され、特定保健用食品として販売されています。

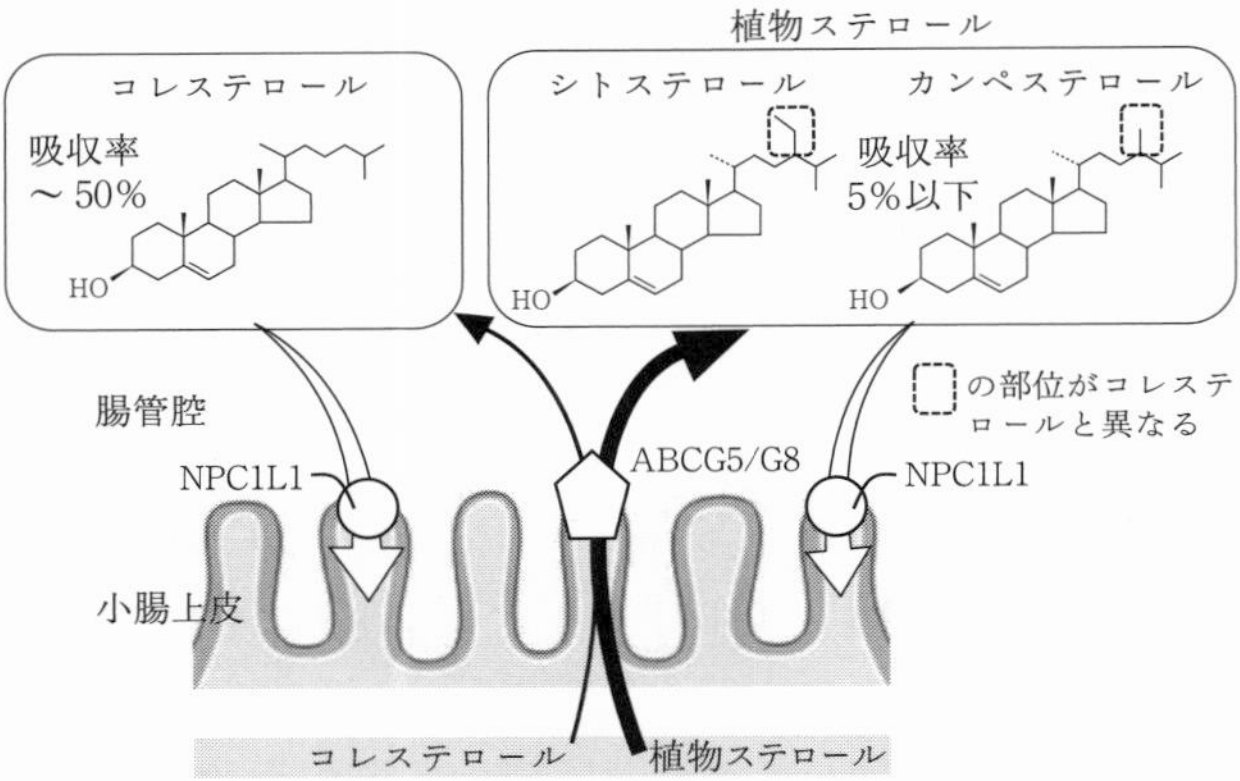

図25　コレステロールと植物ステロールの小腸での吸収・排出

胆汁酸と植物ステロールのミセル形成が進行するとコレステロールはミセル形成する機会を失い、吸収率が低下します。植物ステロールを多く摂取すると、これがABCG5／G8によって排出される際にコレステロールも排出されるため、結果的にコレステロールの吸収率が低下するとも考えられます。子どもの頃、お肉ばかり食べていると母親から「お野菜も一緒に摂るのよ」と言われたことには、科学的根拠があったということです。

†肝臓で大量に合成されるコレステロール

コレステロールはすべての細胞で合成することができます。コレステロールを合成するには三〇段階近くの酵素反応を必要とし、それぞれの酵素遺伝子はすべての細胞で発現しています。

それゆえこれら遺伝子のことを「ハウスキーピング遺伝子」（どの家庭でも常備しているという意味）と呼びます。酵素とは化合物Aを化合物Bへと変換する活性を持つタンパク質で、遺伝子にコードされています。

すべての細胞はコレステロール合成に必要な酵素遺伝子から酵素タンパク質を作り出し、コレステロール合成能を獲得します。コレステロール合成経路の初発物質は酢酸からつくられるアセチルCoAです。炭素数が二個から成る物質に、工場のアセンブリーライン（ライン生産方式）のように三〇工程（段階）で付属部品を付加していき、最終的に炭素数二七から成る複雑な構造を持つコレステロールを合成していきます。この中で要となる反応を担う酵素がHMG-CoA還元酵素で、このように合成経路の速度を決定する酵素のことを「律速酵素」と呼びます。

工場でアセンブリーラインを回すには電力と人件費がかかるのと同様に、私たちの体内でアセチルCoAからコレステロールを合成するにはエネルギーが必要です。個々の細胞が必要とするすべてのコレステロールを自前で合成するには、膨大なエネルギーが必要となります。

それぞれの細胞を維持していくためには他の生命活動にもエネルギーが必要で、コレステロール合成のためにだけ使うわけにはいきません。その結果、個々の細胞は最低限のコレステロールは自前で合成しますが、それ以外は血液中の低密度リポタンパク質（LDL）を細胞内に取り込み、そこに含まれるコレステロールを利用します。

肝臓は体内で最大の生体成分合成工場で、LDLは肝臓でつくられたコレステロールを全身に運ぶ役割を担っています。ヒトは肝臓で一日六〇〇mg〜一g程度のコレステロールを合成します。肝臓には食事から膨大なエネルギーが供給されているため、ふんだんにエネルギーを消費しながらコレステロールを合成することができ、こうしてできたコレステロールを超低密度リポタンパク質（VLDL）として血液中に分泌します。血液中を流れる間にVLDL中のトリグリセリドが一部分解されてサイズが少し小さくなったLDLへと代謝され、その後、各所の細胞に取り込まれます。

コラム　コレステロール研究による二人のノーベル賞受賞者

一九八五年、コレステロールに関する研究でテキサス大学のジョーゼフ・ゴールドスタイン博士とマイケル・ブラウン博士はそれぞれ四五歳、四四歳という若さでノーベル生理学・医学賞を授与されました。両博士は私の恩師です。

私は東京大学大学院で博士課程を修了し、私立大学の薬学部で四年ほど教員をした

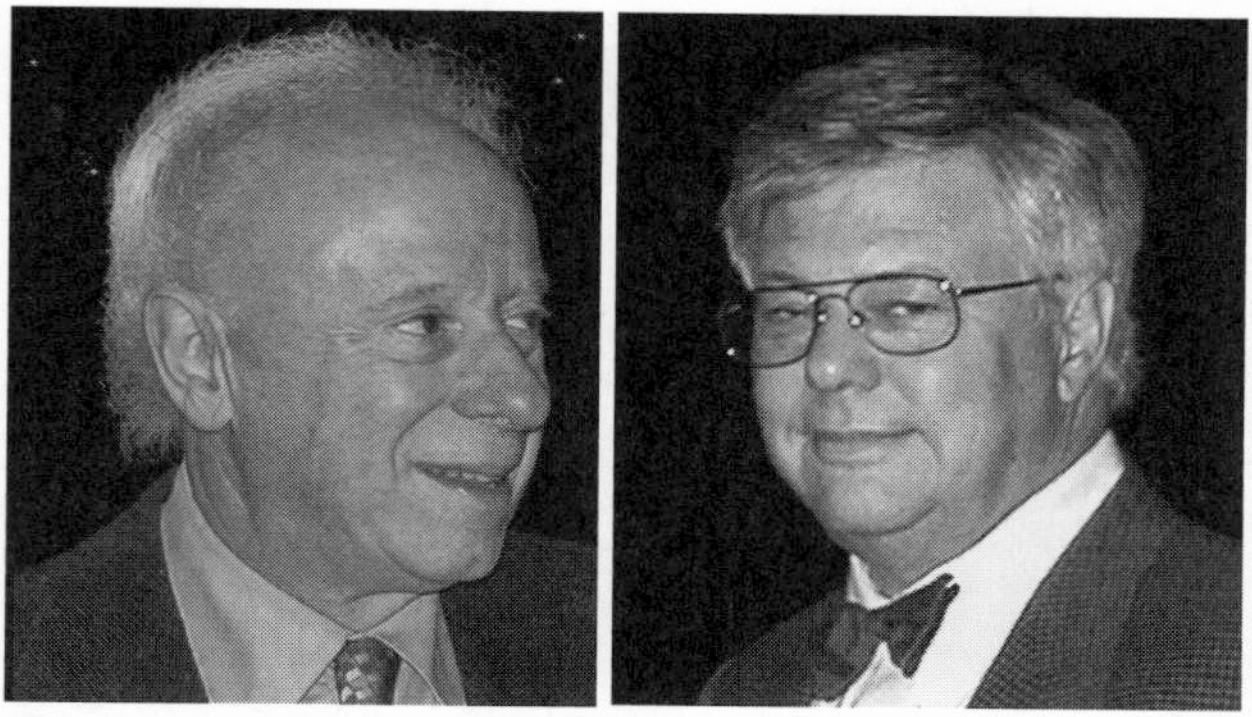

図26　ゴールドスタイン博士（左）とブラウン博士（右）

後、アメリカに留学しました。その際に、私を研究員（ポストドクトラルフェロー、通称ポスドク）として雇用してくださったのが両博士です。

両博士は研修医時代に知り合い、無二の親友となって以来、今日まで五〇年間共同研究を続けています。すべての研究討論は両先生を交えて行われ、研究論文は共著です。

世の中には「両雄並び立たず」という言葉がありますが、両博士は袂を分かつこともなく、現在も二人で研究室を運営されています。恐らく両先生は研究者、教育者として、さらには研究室の運営者としてご自身に足りない部分を自覚されており、相手がそれを補ってくれると考えているのでしょう。

両博士は徹底してすべてのことを共有し、互いをリスペクトしています。お二人の教授室は専用通路で結ばれていて、そこの扉は閉じられることはなく、必要なときにはすぐに議論・相談ができるようになっていました。

朝、ゴールドスタイン博士と廊下ですれ違い、最新の研究結果について話をすると、一〇分後にはブラウン先生がこちらの部屋を訪ねてきて議論が始まります。そこでは最新の情報をすぐに共有し、議論が広がっていきます。相手を出し抜く、裏切るなどという行為はまったく存在せず、揺るぎない信頼に支えられた友情があります。両博士は優れた研究者であると同時に、互いをリスペクトすることができる極めて高潔な精神の持ち主です。

2　コレステロール代謝についての画期的な発見

†LDL受容体の発見

ノーベル賞を授与された一九八五年までに、両博士はコレステロール代謝に関する多くの知見を見出してきました。血液中のコレステロールは低密度リポタンパク質（LDL）

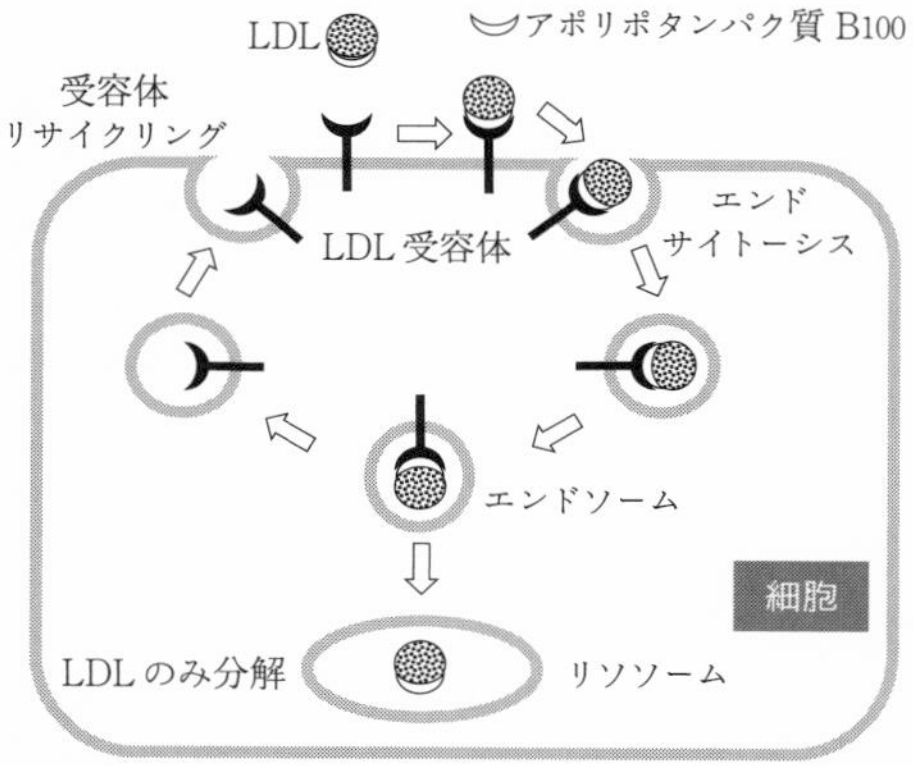

図 27　LDL 受容体による LDL 取り込み機構

と呼ばれるリン脂質に囲まれた粒子の形で溶け込んでおり、この粒子の表面にはアポリポタンパク質B_{100}が付着しています。これを認識する受容体（LDL受容体）が細胞膜に存在し、ちょうど鍵と鍵穴の関係のように作用する仕組みを両博士は解明しました。つまり取り込まれる粒子にはタグが付いていて、これを認識する受容体がLDLを結合するとLDL受容体は細胞内に取り込まれます。このような生命現象をエンドサイトーシス（細胞膜の移動を介し、細胞が外界から物質を取り込む作用）と呼びます（図27）。

細胞内に取り込まれたLDLは分解され、そこに含まれるコレステロールは細胞に利用されます。一方、LDL受容体はLDLと解離した後、再び細胞表面へと戻っていきます。このような現象を受容体のリサイクリングと呼びます。

こうしてLDL受容体は非常に速い速度で細胞表面－細胞内を循環し、LDL由来のコレステロールを細胞へと供給する役割を果たします。

さらに両博士は、遺伝病の一つである家族性高コレステロール血症の発症機序についても明らかにしています。健常者の血液中のコレステロール値は一〇〇～二〇〇mg／dL程度ですが、家族性高コレステロール血症の場合、その濃度が五〇〇～一〇〇〇mg／dLまで上昇し、動脈硬化を発症する頻度が著しく高まります。発症患者の家系ではLDL受容体遺伝子に変異が見つかり、その結果、LDL受容体によるLDL取り込みが著しく低下し、血液中のLDL濃度が上昇する例が複数見つかりました。このようにLDL受容体が十分に働かない遺伝子変異を持つヒトはおよそ五〇〇人に一人と推定されており、地球上で最も頻度の高い遺伝性疾患の一つとされています。

現在は科学技術の進歩により、遺伝子配列を迅速かつ正確に決定することが可能となりましたが、今から四〇年近く前には遺伝子配列を読み解くこと自体が超先端技術でした。そのような状況にあって、遺伝子欠損による疾患の発症機序を明らかにしたことはまさにノーベル賞に値する大きな成果です。

†生体内で起こるネガティブフィードバック制御

さらに興味深いことに、細胞がＬＤＬを十分量取り込むと、細胞はそれ以上のコレステロールを必要としないためＬＤＬ受容体の数を減らし、なおかつ細胞内でのコレステロール合成も低下させます。このような調節を「ネガティブフィードバック制御」と呼びます。コレステロール合成経路の律速酵素はＨＭＧ－ＣｏＡ還元酵素であることは先に述べましたが、細胞内のコレステロールが増えると細胞はそれを感知し、還元酵素タンパク質を素早く分解し始めます。つまり律速酵素であるＨＭＧ－ＣｏＡ還元酵素を減らし、コレステロール合成量を速やかに低下させます。私は両博士のもとで二年ほど、この機構を明らかにする研究を行っていましたが難渋を極め、なかなか芳《かんば》しい結果が得られませんでした。

その後、二〇〇〇年代に入ってからこの分子機構の全体像が明らかにされました。ユビキチンという分子がＨＭＧ－ＣｏＡ還元酵素タンパク質に結合し、複数個連なるユビキチン分子を認識するプロテアソームというタンパク質分解システムが駆動し、分解が進行します。ここでは煩雑なシステムについての詳細は割愛します。

3　日常の食生活でコレステロールをコントロールするには

†LDL受容体の発現を制御する因子の発見

このように、私たちの体を構成するすべての細胞では細胞内のコレステロール量が厳密に調節されています。その一つはコレステロール合成の律速酵素であるHMG－CoA還元酵素の酵素活性を調節するものですが、それだけでは不十分で、細胞の外からコレステロールを取り込むLDL受容体の数も調節する必要があります。

細胞を培養する時、培養液中にLDLを加えると細胞はLDLを取り込み、細胞内のコレステロール量は増加します。すると細胞は細胞表面のLDL受容体の数を減らします。先に述べたように、私たちの体の中では、核の中にある遺伝情報の本体であるDNAをmRNAへと「転写」し、mRNAは核の外に出てタンパク質へと「翻訳」され、多種多様なタンパク質を生み出しています。細胞内のコレステロールが過剰になるとDNAからmRNAへの転写を低下させ、LDL受容体タンパク質の発現量を減少させます。逆にコレステロールが不足しているときには、核内で積極的にDNAからmRNAへと転写されます。つまり私たちの体内では転写のスイッチをオン・オフすることにより、目的のタンパク質量を調節する機構が日常的に作動しているわけです。

LDL受容体遺伝子DNAの転写を促すには、転写因子と呼ばれるタンパク質が核の中でスイッチオンの役割を果たす必要があります。たとえばある種の転写因子は普段は核外の細胞質に局在し、転写のスイッチオンをする時のみ核の中に入り込みますが、そこでは三一億塩基対の遺伝情報の中からLDL受容体遺伝子を見つけ出す必要があります。三一億塩基対は四種類の塩基（A〔アデニン〕・G〔グアニン〕・T〔チミン〕・C〔シトシン〕）がランダムに並んで存在しています。

遺伝子解析実験の結果、LDL受容体遺伝子のすぐ近くに5'-ATCACCCCAC-3'という塩基配列が存在し、ここに未知の転写因子が結合し、転写のスイッチオンをすることがわかりました。細胞内のコレステロール量が少なくなると、LDL受容体遺伝子のmRNAが増加するのと同時に、コレステロール合成に関与する複数の酵素タンパク質遺伝子（合成の律速酵素であるHMG-CoA還元酵素も含まれます）のmRNAも増加することはすでに知られていましたが、これらの遺伝子の近くにも5'-ATCACCCCAC-3'配列によく似た配列が見出されました。この配列はコレステロール量を感知し、転写が制御される配列としてSRE（Sterol Regulatory Element: ステロール調節配列）と呼ばれています。

コレステロールが少ないときには核の中で未知の転写因子がSREに結合し、LDL受容体、HMG‐CoA還元酵素などの遺伝子発現を上昇させ、その結果として細胞外からのLDL取り込みを上昇させ、コレステロール合成を活発化させることが想定されました。ゴールドスタイン・ブラウン研究室では一九八五年のノーベル賞受賞後も精力的に研究を進め、一九九二年頃、核の中からSRE配列に結合するタンパク質SREBP（SRE Binding Protein）を発見することに成功しました。私は幸運なことに、その研究チームのメンバーの一員として世紀の大発見に携わることができました。これについて、詳しく説明します。

†転写因子SREBPの驚くべき活性化機構

通常、核の中でDNAに結合する転写因子タンパク質は細胞質で合成された後、細胞質‐核と続く水溶空間を自由に移動できる可溶性タンパク質として存在します。しかし、私たちが発見した新規転写因子SREBPは膜貫通領域を持つ膜タンパク質として細胞内小器官の小胞体に局在しており、これは従来の細胞生物学における常識と合致しませんでした。

膜タンパク質は膜に組み込まれているため、細胞の中を自由に移動して核にたどり着く

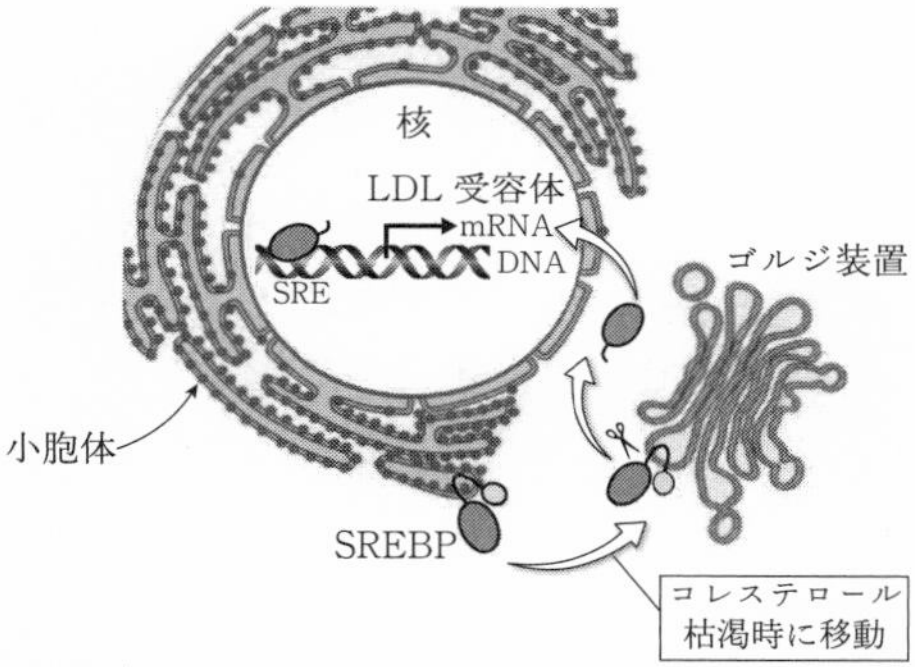

図28　転写因子SREBPによるLDL受容体遺伝子発現促進機構

ことはできません。そこには何か想定外の機構が潜んでいるはずで、慎重な実験が繰り返し行われました。その結果、細胞内のコレステロールが少ないときに膜タンパク質の一部が切断され、こうして生まれた可溶性タンパク質が核へと輸送され、核内で転写因子として機能するということがわかりました。これはまったく新しい活性化機構で、私たちの体の中には極めて精緻な調節機構が潜んでいることが明らかになりました。

ゴールドスタイン博士は我々数人の研究チームのメンバーに、この現象が確実に実証されるまで他言は無用であるとして緘口令《かんこうれい》を敷きました。人類が今まで見たことのない斬新な生命現象を発見した私たちにだけ与えられた、心が震える瞬間を体験しました。

図表はそれを簡略化して解説したものです（図28）。コレステロールが細胞内に十分量存在するとSREBPは小胞体膜上に滞留し、この状態では核の中でLD

L受容体遺伝子の転写をスイッチオンすることはできません。つまりコレステロール合成もLDL受容体によるLDL取り込みも、低レベルの状態を維持します。

一方、細胞内のコレステロール量が低下するとSREBPは小胞体からゴルジ装置へと輸送されます。このプロセスにはさらに複数の因子が関与しますが、ここでは割愛します。ゴルジ装置にはSREBPを切断する切断酵素（図表中のハサミ）が存在し、SREBPのアミノ末端側が遊離され、その活性部位が核へと輸送されます。こうして核内ではLDL受容体、HMG-CoA還元酵素などの遺伝子発現が上昇し、LDL取り込みとコレステロール合成は増加します。生理的変動に伴い、小胞体膜上に停留させた転写因子タンパク質を活性化する機構は他に類を見ないもので、テキサス大学での二〇数年に及ぶ研究成果は細胞生物学の領域に大きなインパクトを与えました。

さらにこの研究では、副次的に大変興味深い発見がありました。私たちの研究チームはコレステロール代謝に関与するLDL受容体の遺伝子発現を調節する転写因子の発見を目指しており、その中で新たな二種類の転写因子を発見しました。当初はコレステロール代謝を調節するのになぜ二種類の転写因子が用意されているのか、見当もつきませんでした。二種類の転写因子は構造が酷似したタンパク質で、SREBP1、SREBP2と命名されました。

多くの解析の結果、ＳＲＥＢＰ２はＬＤＬ受容体をはじめとするコレステロール代謝に関係する遺伝子の転写を調節し、ＳＲＥＢＰ１は脂肪酸合成に関係する遺伝子の転写を調節していることがわかりました。血糖値上昇に伴いインスリンが分泌されると、血液中のインスリンを肝臓のインスリン受容体が認識し、シグナルを細胞内に伝達します。その結果、転写因子ＳＲＥＢＰ１の発現が上昇すると同時に活性型への変換も促進され、脂肪酸合成に関与する複数の遺伝子の転写を促進します。糖質を摂取すると脂質への変換が進む機構の一部はインスリンを介し、ＳＲＥＢＰ１により調節されることが明らかにされています。

さらに、魚油に含まれる多価不飽和脂肪酸がこうしたインスリンによるＳＲＥＢＰ１活性化を抑制することが確認されており、多価不飽和脂肪酸の脂質代謝改善作用の一部はこの経路で説明されています。

こうして私たちのグループが発見した二種類の転写因子、ＳＲＥＢＰ１とＳＲＥＢＰ２は脂肪酸代謝、コレステロール代謝を調節するセンタープレイヤーとして、体内の主要な代謝を制御する重要な役割を果たしていることが明らかになりました。肥満、メタボリックシンドロームではインスリンの効きが悪くなるインスリン抵抗性が生じますが、不思議なことに肝臓ではＳＲＥＢＰ１の活性が上昇して半ば暴走し、脂質合成が盛んになります。

よってSREBP1活性の沈静化は喫緊の課題ともなっています。

現在、体内の代謝制御を専門とする研究者は必ずといっていいほどSREBP1とSREBP2の測定を行っており、これらの転写因子は広く認知されています。八〇代になられた両博士が二度目のノーベル賞受賞候補者として名を連ねているという話も聞かれ、四年間にわたり研究をともにした恩師の再度の受賞を心ひそかに祈っています。

†精密に調節されているのにLDLコレステロール値が上昇する理由

個々の細胞のコレステロール量は、合成、細胞外からLDL取り込みをネガティブフィードバック制御により厳密に調節されることを説明しました。その制御に必要な遺伝子発現を調節する新たな因子としてSREBPを発見しました。このように精緻な制御機構が働き、細胞内コレステロール量は過剰あるいは不足しないように調節されているにもかかわらず血液中のLDLコレステロール濃度が上昇し、動脈硬化が発症するのはなぜでしょうか。

コレステロールは細胞膜の主要な構成成分であり、ステロイドホルモンの原料としてなど生体にとって欠くことのできない化合物です。ヒトを含めた動物は進化の過程で、十分な食料に満たされた生活を送る機会はなく、体が必要とするぎりぎりのレベルのコレステロールを合成していました。生命活動に支障をきたすレベルにコレステロール量が低下すると、合成を上昇させ、LDL受容体を増やし、コレステロール取り込みを増加させました。過剰なコレステロールが供給され、合成を低下させる機会はほとんどなかったことでしょう。つまり制御機構としては、足りないときに増やすことに感受性が高く、過剰なときに減らすことには感受性の低いことが推測されます。ところが現代人の中でも先進国に住む私たちは、過食・飽食する食生活が可能となり、過剰量のコレステロールに対処できず、処理しきれないコレステロールを動脈壁にため込み、動脈硬化を発症してしまうと考えることができます。

†食品成分でコレステロール・脂肪酸代謝を調節する試み

転写因子SREBPは広く脂質代謝を制御し、肥満やメタボリックシンドロームではSREBP1が暴走することなどから、その活性を抑える試みは脂質代謝の改善に有効であると考えられています。治療薬開発も行われていますが、そこではSREBPの活性を強力に抑制することの弊害も考慮に入れなくてはなりません。転写因子を標的とした創薬は難しいため、各人が食生活の中で食品の三次機能を利用してSREBP活性を抑制し、生活習慣病の発症を防ぐことが求められます。

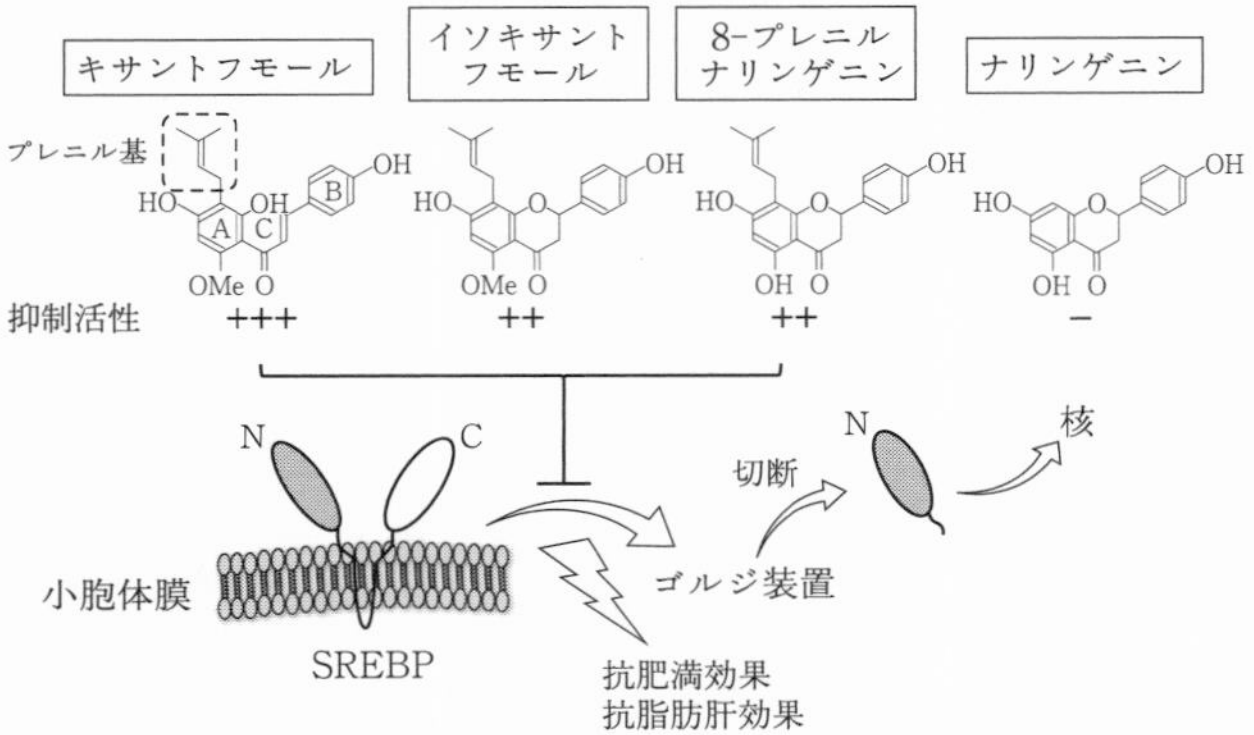

図29　筆者らが見出した転写因子SREBPの活性化を抑制する食品成分

筆者らの東京大学大学院・農学生命科学研究科のグループではそのような観点から、食品に含まれる微量成分を多数集め、SREBPの活性化を抑制する成分の探索を行いました。その中で抑制活性の強い化合物は、ビールに含まれるホップの苦味成分であるフラボノイドのキサントフモールでした。ビール製造の過程で、ホップ中のキサントフモールはイソキサントフモールへと変化し、これを摂取すると腸内細菌の作用により一部は8－プレニルナリンゲニンに変換されます（図29）。

SREBPは細胞内のゴルジ装置で切断され、活性型になった後に核へと輸送され、転写因子として働きます。細胞を用いて解析を行ったところ、キサントフモールはSREBPの小胞体からゴルジ装置への細胞内輸送を抑制するため、活性型が減少して脂質代謝関連遺伝子の発現を低下させることがわかりました。また、そこでの抑制作用の強さはキサントフモール、イソキサントフモール、8－プレニルナリンゲニンの順でした。一方、ナリンゲニンには抑制作用は確認されませんでした。

以上のことから、フラボノイドのA環と呼ばれる部位に炭素五個からなるプレニル基が付加された構造が必要であることがわかりました。プレニル基を介して膜と化合物が結合しやすくなり、それが小胞体膜上でSREBPがゴルジ装置へと輸送されるのを抑制していると考えることができます。ナリンゲニンはグレープフルーツ、トマト、オレンジなどに含まれるフラボノイドの一種類で、多くのフラボノイド類は植物内でナリンゲニンを介して合成されます。ナリンゲニンにはプレニル基がないことから抑制活性を持たなかったと考えられます。

続いて、動物への投与実験を行いました。マウスにキサントフモール含有高脂肪食（餌重量の〇・四％を添加）を与えると体重増加が有意に抑制され、抗肥満効果が認められました。さらに脂肪酸、トリグリセリド合成が特に顕著に抑制され、抗脂肪肝作用が確認されました。これまでにもキサントフモールの抗肥満効果については報告されていましたが、その作用の一部はSREBP活性の抑制によることが明らかになりました。

それでは、ビールを多飲すると生活習慣病予防につながるかというと、それは期待できそうにありません。ビールに含まれるキサントフモール濃度はかなり低く（一リットルにつき一〜一〇〇μg程度。濃度が高くなるほど苦くなります）、健康効果を発揮するほどではありません。期待される結果を得るためには、サプリメントなどで摂る必要があります。このような基礎知見が、機能性食品として社会実装されることを期待しています。

†LDLコレステロールをコントロールするには

欧米人ならびに日本人を対象とした疫学調査によれば、LDLコレステロールの上昇に伴い、冠動脈疾患の発症や死亡の増加が確認されています。LDLコレステロールが高い状態が続くと、各組織には十分量のコレステロールが恒常的に供給され、それ以上の供給を断つためにLDL受容体の数は減少します（前述のネガティブフィードバック制御）。こうして血液中のLDLは各組織に取り込まれることなく長時間血液中に滞留します。その結果、酸化を受け、こうして形を変えた酸化LDLが血管内皮細胞直下でマクロファージに取り込まれ、プラーク出現の原因となります（第2章参照）。

LDLコレステロールが高いと食事コレステロール摂取を控えることは対処策の一つです。しかしこの対処法はあまり効果を発揮しないことが知られています。それゆえに、以前定められていた食事からのコレステロール摂取上限値は撤廃されました。運動はLDL

コレステロールをある程度低下させる効果が知られています。しかしたとえ運動負荷を増やし、食事からの摂取量を積極的に減らしてもＬＤＬコレステロール値は容易には下がりません。それでも食事内容を改善して下げる努力は必要と言えます。

肉類に含まれる飽和脂肪酸はＬＤＬコレステロール値を上昇させます。多価不飽和脂肪酸類を豊富に含む魚の摂取を週に一、二度程度増やすことは対処策の一つです。さらに食物繊維を豊富に含む食事を摂ることも必要です。植物性食品に含まれる植物ステロールにはコレステロール吸収を抑制する効果が検証されています。畜肉類に偏らずに広く魚類、野菜類、豆類、キノコ類などを積極的に摂取する食生活を送ることが大事です。次章で解説する大豆製品を積極的に摂ることも脂質代謝を改善し、抗肥満効果が期待されます。

コラム　スタチン開発

高コレステロール血症の患者は先進国をはじめとして世界中で増加していますが、その治療薬としてスタチンがあります。コレステロールの多くは肝臓で合成され、その速度を決定する「律速酵素」がＨＭＧ－ＣｏＡ還元酵素ですが、薬剤でこの酵素の働きを抑えるとコレステロール合成は著しく低下します。多くの製薬会社がさまざまな構造の阻害剤を開発し、それぞれに名称がありますが、それらを総称してスタチンと呼びます。世界初のスタチン開発は日本の三共株式会社（現在は合併して第一三共株式会社）で行われました。

現在、世界中で四〇〇〇万人近くが毎日スタチンを服用しており、これはメガヒット医療薬となりました（創薬産業ではブロックバスターと呼ばれます）。三共でスタチン開発の中心を担ったのが遠藤章博士（東京農工大学名誉教授）で、ここ数年、ノーベル生理学・医学賞の最有力候補者に挙げられています。ノーベル賞受賞者の多くは事前にアメリカのラスカー賞、カナダのガードナー国際賞などといった名高い学術賞を受賞しており、遠藤博士もそのお一人であることから有力視されています。このように世界規模で人々の健康福祉に貢献する治療薬が日本で開発されたことは、とても誇らしいことです。

二〇一七年にガードナー国際賞を受賞された際に、日本農芸化学会名誉会員の遠藤章博士の栄誉を称える特別講演会が開かれ、会長であった私が司会進行役を務めさせていただきました。開発当時、遠藤博士らは微生物培養液中からコンパクチンと名付けられた最初のスタチンを発見しました。コンパクチンはＨＭＧ‐ＣｏＡと同様の構造を有することから、ＨＭＧ‐ＣｏＡ還元酵素に対して競合的に作用します（これを競合阻害剤と呼びます）。世の中に多く出回る抗生物質も微生物が産生する化合物で、病原微生物などの生育を阻害します。抗生物質開発は日本のお家芸とも言われ、長年にわたって蓄積された多くのノウハウがあります。三共株式会社も抗生物質の開発で名高い会社でした。

先に述べたように、食事から体に入るコレステロールと比べて、肝臓で合成される量は四〜六倍に及びます。コレステロールの吸収を阻害するよりも、体内での合成を阻害するスタチンが血液中のコレステロールを下げるのに効果的であることがわかります。

第6章 大豆はすごい！——健康寿命と食品

1 大豆は優れたタンパク質源

†なぜ大豆は畑の肉と称されるのか

大豆は畑の肉ともいわれる非常に栄養価の高い食材で、私たちが日常の食生活で口にする醬油、味噌、湯葉、豆腐、油揚げ、納豆、きな粉はすべて大豆製品です。夏のビールのお供となる枝豆はもともと未成熟の大豆を収穫したものでしたが、現在では未成熟時の収穫に適した品種が栽培されています。もやしは完熟した大豆を発芽させたもので、緑豆を発芽させた緑豆もやしもあります。日本型食生活に不可欠な食材の多くが大豆からつくられており、これが日本人の健康長寿を支えているとも言えます。

【大豆（乾燥）100g中の栄養成分】

（五訂日本食品標準成分表（大豆・米国産）より）

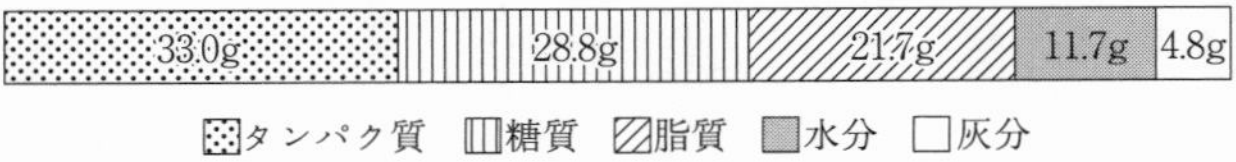
33.0g
28.8g
21.7g
11.7g
4.8g
タンパク質
糖質
脂質
水分
灰分

食物繊維：15.9g　　エネルギー：433kcal

図30　大豆の高い栄養価

畑の肉と称されるゆえんはタンパク質含有量の高さによります（図30）。乾燥大豆一〇〇g中のタンパク質は三三g（三三％）で、これは驚くべき数値です。豆類全般が高タンパク質食材かというと必ずしもそうではなく、落花生、そら豆は二〇％台半ば程度、それ以外の豆類は二〇％かそれ以下です。大豆のタンパク質含有量は成熟過程に伴って上昇するため、枝豆のタンパク質含有量は一二％程度と完熟大豆の三分の一に留まります。

ではここで、タンパク質含有量が高いと考えられる動物性食品と比べてみましょう。牛乳のタンパク質含有量は三・三％、卵は一二・三％、牛肉で一二・九％程度です。乾燥大豆を直接口にすることはなく、加工されたものを摂取すれば当然タンパク質含有量は低下しますが、納豆で一六・五％程度という数値からも大豆製品の優秀性がわかります。

健康な食生活を送るうえで、食材に含まれるタンパク質量は重要な要素となります。たとえば白米の栄養素の大半は糖質で、タンパク質量を一とすると一四・八倍の量を含んでいます。血糖値が高めの人は白米で空腹感を満たすのではなく、大豆製品をメニューに取り入れて高糖質にならない工夫をすることも必要です。

ここまでは量的な観点からタンパク質含有量を見てきましたが、脂質の飽和脂肪酸と不飽和脂肪酸のように、タンパク質の質的な違いについても目を向ける必要があります。タンパク質は二〇種類のアミノ酸が連なった形の高分子化合物で、このうち九種類は「必須アミノ酸」として食品から摂取する必要があります。食品由来のタンパク質は消化管で消化された後、アミノ酸もしくは二～三個のアミノ酸が連なるペプチドの形で体内へと吸収され、最終的には個々のアミノ酸としてそれぞれ代謝されていきます。

†大豆タンパク質の高い栄養価

これらアミノ酸を原料としてタンパク質が合成されていきます。二〇種類のアミノ酸は類似の構造を持っているため、代謝されて互いに形を変えることもできます。一一種類のアミノ酸は他のアミノ酸から形を変え、あるいは脂質・糖質を代謝して供給することができます。しかし残りの九種類のアミノ酸（トリプトファン、リジン、ヒスチジン、メチオニン、フェニルアラニン、スレオニン、イソロイシン、ロイシン、バリン）はヒトの体内で調達できないため（ものによっては必要量の調達が困難）、食品から摂取する必要があります。この九種類の必須アミノ酸をまんべんなく十分量含むタンパク質は、アミノ酸スコアが高いタンパク質となります。

動物性食品に含まれるタンパク質は概してアミノ酸スコアが高くなりますが、植物性食品に含まれるタンパク質では低くなります。この考えの基礎となる概念はドイツの化学者ユストゥス・フォン・リービッヒが提唱した「最小律」によります。リービッヒは、植物の生長速度や収量は必要とされる栄養素のうち、与えられた量が最も少ないものにのみ影響されるとするという説を提唱しました。

また、桶から水がこぼれ出る様子を図示してこの概念をわかりやすくしたものが「ドベネックの桶」です（図31）。これは必須アミノ酸が一つでも欠けていると、その栄養的な価値は最も少ないアミノ酸によって決定することを示しています。必要量を最も満たさないアミノ酸を「制限アミノ酸」と呼び、多くの植物性タンパク質ではリジン（Ｌｙｓ）が制限アミノ酸となります。必須アミノ酸の一つであるリジンが欠けているため、植物タンパク質は動物タンパク質に比べて質が落ちるということになります。

乳タンパク質、鶏卵タンパク質のアミノ酸スコアは満点の一〇〇ですが、小麦タンパク質は制限アミノ酸がリジンで、そのスコアは三七と低値になります。その中にあって大豆タンパク質は乳、鶏卵と同じくアミノ酸スコアが一〇〇と評価されており、これが畑の肉と呼ばれるゆえんです。

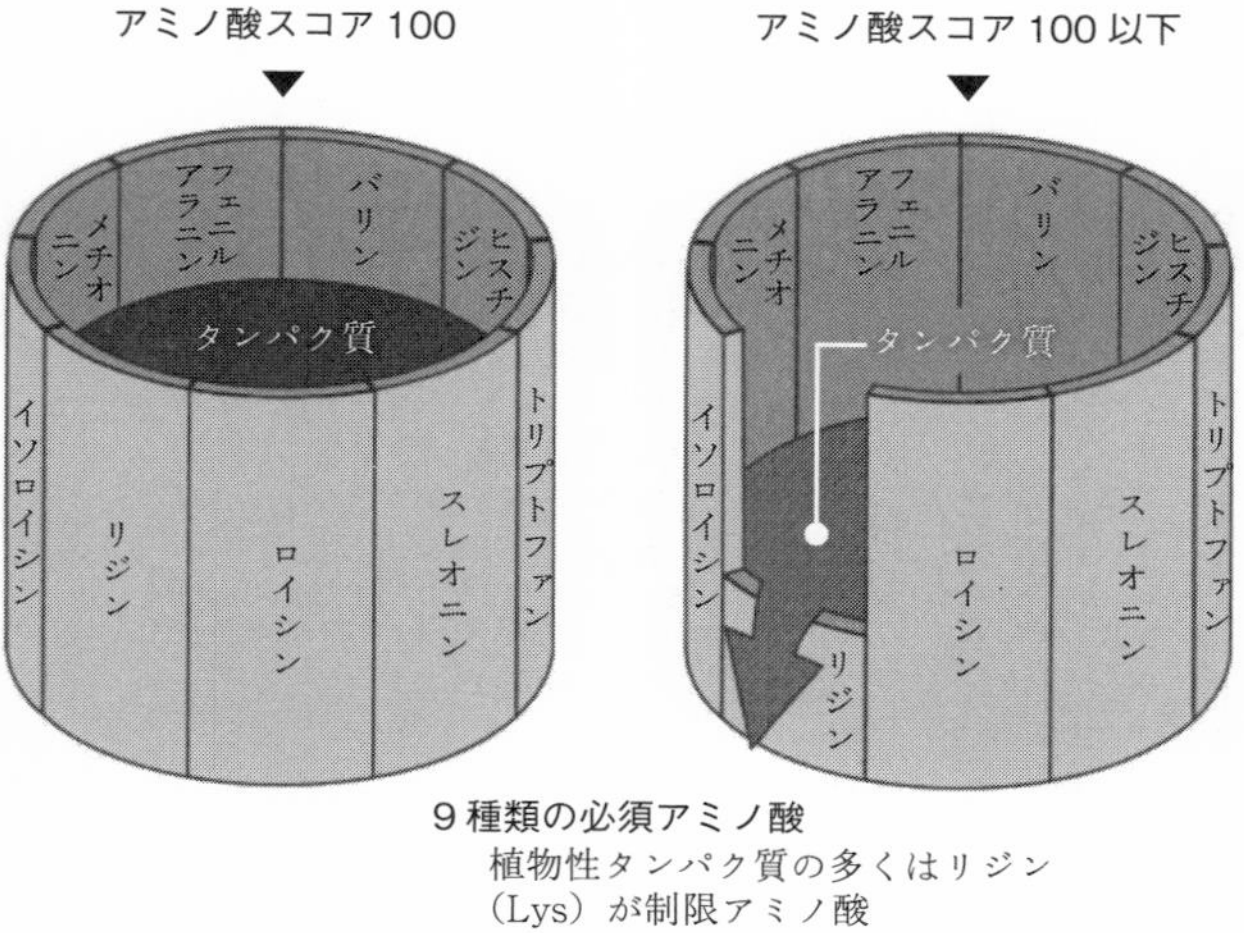

図31　タンパク質アミノ酸スコアとは

†大豆に含まれるイソフラボンとは

大豆は高タンパク質であると同時に、機能性成分としてイソフラボンを多く含みます。食品には五大栄養素が含まれますが、そこに含まれない非栄養素の多くは食品の色、香り、味のもととなり、三次機能の多くはこれら非栄養素からもたらされます。

最も身近な例はお茶に含まれるカテキンです。カテキンはイソフラボンと同じくフラボノイド類の一種で、植物の青色の原因物質であるアントシアニンもフラボノイドの一つです。フラボノイドは植物が生産する二次代謝産物の一つで、炭素六個から成るベンゼン環二個を三個の炭素がつなぐ構造の化合物です（C6－C3－C6構造）（図32）。

フラボノイドの二つのベンゼン環に水酸基（OH基）が一つ付加されたものがフェノール、二つ以上付加されたものがポリフェノールで、これには抗酸化作用があります。つまり、フラボノイドはポリフェノールの一部ということです。

ポリフェノールの代表例は玉ねぎなどに豊富に含まれるケルセチンです。赤ブドウの果皮に含まれ、寿命延伸効果があるとして一時期脚光を浴びたレスベラトロールは、二つのベンゼン環を炭素二個でつなぐスチルベノイド骨格を持っているため、OH基を複数持つポリフェノールではありますがフラボノイドではありません。コーヒーに含まれるカフェ酸もフラボノイドではありませんが、ポリフェノールの一つに数えられます。

フラボノイド類はそれぞれフラボノイド骨格が異なり、そこに付加されるOH基の数や位置で別の化合物となります。植物の体内には必ず、OH基を介して糖が結合した化合物（配糖体と呼ぶ）が存在します。

糖の種類もさまざまであるため無限の組み合わせが生じ、フラボノイド類は七〇〇〇種類を超えると言われています。糖を結合していない化合物をアグリコンと呼びます。植物体内でアグリコンは脂溶性に富むことから果皮、茎、種などに局在します。一方、配糖体は水溶性であるため植物体内を移動することが可能で、果肉、豆胚乳などに豊富に含まれ

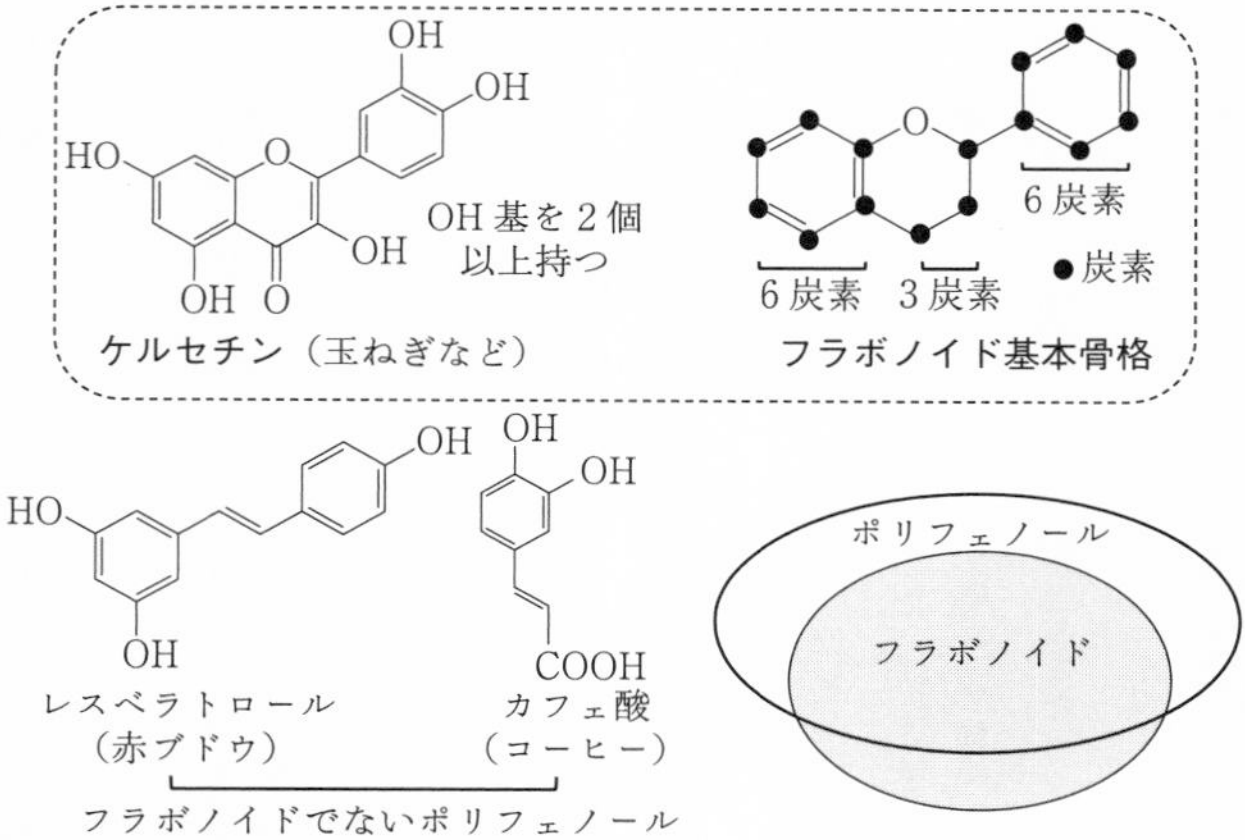

図32　フラボノイド類とは

ます。

植物性食品中のフラボノイド類の大半は配糖体として存在し、たいていは摂取したのちに消化管で糖が切断され、アグリコンの形で吸収されます。アグリコンは脂溶性であるため小腸上皮細胞膜を透過しやすくなり、吸収効率が上がります。一方、配糖体の糖がグルコースである場合、グルコース輸送体によって配糖体も吸収されるという研究結果があります。

フラボノイド類の中でも、大豆に豊富に含まれるイソフラボンには大きな特徴があります。大豆中には含有量の多い順にゲニステイン、ダイゼイン、グリシテインの三種類のイソフラボンが含まれ、いずれのアグリコンもグルコースが結合した配糖体として存在しています。

大豆イソフラボンの女性ホルモン様活性

また、女性ホルモン様活性が強い順に並べるとゲニステイン、ダイゼイン、グリシテインで、大豆中の存在比も同じ順で一〇対五〜六対一となります。図に示しましたように、イソフラボンの構造は体内で女性ホルモンとして働くβエストラジオールと相似しています（図33）。

私たちの研究室でも、これらイソフラボンとβエストラジオールのホルモン活性（正確にはエストロゲン受容体への結合活性）の比較をしました。当然、βエストラジオールが最も強い活性を示しましたが、ゲニステインはβエストラジオールの濃度の一〇〇〇倍程度の濃度にすると、ほぼ同程度の活性を示しました。血中のβエストラジオール濃度は生理条件により異なりますが、非妊娠時の女性で五〇〜五〇〇pg／mL程度という報告があります。一方、大豆を多く摂取する人の血中のゲニステイン濃度は三〇〜三〇〇ng／mLという報告があり、そうすると血液中にβエストラジオールの一〇〇〇倍程度のゲニステインが含まれていることになります。つまり、食品由来のイソフラボンが体内で一定の機能を発揮する機会は十分にあり得るということです。

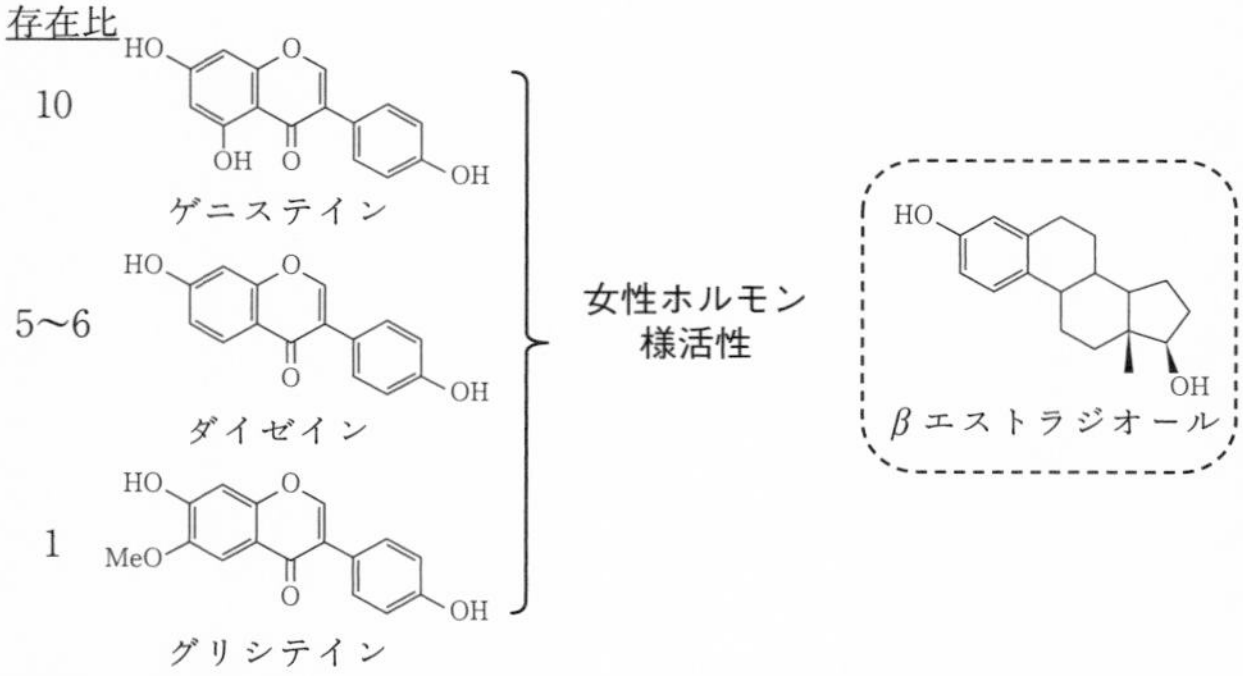

図33　大豆イソフラボン

女性ホルモンであるβエストラジオールの生体内での働きとしては血管への作用、骨代謝における機能の二つが挙げられます。βエストラジオールには心血管系に対する種々の保護的作用（血管弛緩作用・脂質代謝改善作用・抗酸化作用など）があり、男性と比べ、閉経前の女性に動脈硬化による虚血性心血管疾患が少ないのは、βエストラジオールの抗動脈硬化作用によるものと考えられています。閉経後にはβエストラジオール分泌が著しく低下するためその保護作用を失い、女性でも虚血性心血管疾患が増えてきます。

2　骨粗しょう症と脂肪肝にも有効

†骨代謝と大豆イソフラボン

骨粗しょう症患者の八〇％以上は女性で、その主な原因は閉経後の女性ホルモン低下です。骨密度は一定容積の骨に含まれるカルシウム・リン・マグネシウムなどのミネラル量で骨の強度を表します。女性の場合、骨密度は一八歳ぐらいをピークとして四〇歳代半ばまでほぼ一定値を維持しますが、五〇歳前後から低下していきます。加齢による低下は女性ホルモンの分泌低下に加えて腸管でのカルシウム吸収の低下、カルシウム吸収を助けるビタミンDの合成能の減少などが挙げられます。

体内のカルシウムの九九％は骨と歯に貯蔵されており、骨から溶け出たカルシウムが血液を介して体内の各所へ輸送され、筋肉の収縮や神経伝達などといった重要な働きに関わります。したがって、血液中のカルシウム濃度は一〇mg／dL程度で一定値を維持していきます。

骨は壊す働きである「骨吸収」と骨を作る「骨形成」をバランスよく持ち合わせており、

成長期には骨形成が骨吸収を上回ることにより骨格が大きくなっていきますが、骨粗しょう症では骨吸収が骨形成を著しく上回ります。骨吸収は骨にある破骨細胞、骨形成は骨芽細胞により行われ、女性ホルモンであるβエストラジオールは破骨細胞内のエストロゲン受容体に結合し、破骨細胞の働きを抑制します。

イソフラボンの場合、βエストラジオールに比較すると弱いものの、エストロゲン受容体との結合能を持ちます。閉経前の女性の血液中には十分量のβエストラジオールがあるため、大豆由来のイソフラボンはそれほど効果を発揮しませんが、閉経後にβエストラジオール濃度が低下すると、イソフラボンの効果が期待できます。

日本人の食生活では乳製品の摂取が少なく、特にカルシウムは要求量を満たしていない栄養素の一つです。そのため欧米人女性と比べて日本人女性の骨密度は低く、骨が脆いです。骨粗しょう症になると足の付け根部分にあたる大腿骨頸部骨折が起きやすくなり、これは寝たきりの原因となりますが、日本人の骨折率は欧米人より低いことが明らかになっています。

これは「ジャパニーズ・パラドクス」と呼ばれており、その理由として畳に正座して座る、和式便所にかがむなど足腰を鍛える機会が多いということが挙げられていますが、生活様式が欧米化している現在ではやや的外れな感じがします。

日本人女性の場合、低体重で骨に負担がかかりにくいということもありますが、それにもまして重要なのが大豆摂取によるイソフラボンの効果です。閉経後、女性ホルモン分泌が激減したときにイソフラボンが女性ホルモン様活性を発揮し、破骨細胞における骨吸収を抑制していることが考えられます。

また、日本人男性は前立腺がんの発症率が比較的低いといわれていましたが近年は増加傾向にあり、二〇一八年の患者数は約九万二〇〇〇人で、男性が発症するがんの第一位となっています。前立腺がんは高齢の男性が発症しやすく、日本人の高齢化と食生活の欧米化（動物性脂肪の摂取過剰との因果関係が指摘されています）がその原因といわれています。男性でも加齢とともに女性ホルモンが減少し、男性ホルモンの比率が上昇することが原因とされていますが、女性の骨粗しょう症の場合と同様にイソフラボンの摂取が予防に役立つと考えられています。

†大豆タンパク質の驚くべき代謝改善機能

これまで多くの研究から、大豆タンパク質には（1）血中コレステロールを低下させる、（2）心臓病発症のリスクを下げる、（3）肥満予防効果があることが明らかにされています。

では、大豆タンパク質はどのようなメカニズムでコレステロール代謝を改善しているのでしょうか。小腸でコレステロールが吸収されるためには、食事摂取後に小腸に分泌される胆汁酸とコレステロールが混じりあい、ミセルを形成することが必要です。脂質成分であるコレステロールはそのままの形では吸収されにくく、水溶環境に溶け込むためにはミセル形成が必要となります。

大豆タンパク質は水にも油にも溶けやすい性質を持っているため、コレステロールあるいは胆汁酸と結合する可能性があります。その結果、コレステロールは胆汁酸と混じりあう機会が減少し、吸収が低下します。胆汁酸も通常は小腸下部で再吸収されますがこれも低下し、胆汁酸もコレステロールも糞中へ排出されます。これによりコレステロール代謝が改善され、血清コレステロール値が低下すると考えられています。

大豆に含まれるタンパク質にはいくつかの種類があります。乾燥大豆のおよそ三三%はタンパク質で、そのうち一八〜一九%を占めるβコングリシニンが健康効果の多くを担っているとして注目を集めています。

βコングリシニンをヒトに一二週間、あるいは二〇週間投与した試験結果が論文として公表されています。この実験ではβコングリシニンもしくは乳タンパク質カゼインを二・五g含むキャンディーが用いられ、被験者は朝食前と夕食前の一日二回、トータルで五g

それぞれのタンパク質を摂取しました。一二週間後に採血し、さまざまな因子の計量を行ったところ、βコングリシニン摂取群で血清トリグリセリド濃度が統計的に有意と判定される低下を示しました。

一方、善玉コレステロールのHDLコレステロール値は統計的に有意な増加を示しました。被験者はそれぞれ個別の食生活を続けていますので、朝晩に摂取するキャンディーでタンパク質が共有されていることになります。動物実験での結果と同様に、βコングリシニンの摂取はヒトの脂質代謝を改善しました。

まったく同じキャンディーを用いた二〇週間の投与試験では、抗肥満効果についての検証が行われました。腹部肥満はメタボリックシンドロームの診断基準で、内臓脂肪の蓄積が種々の疾患の原因とされています。メタボリックシンドロームの診断では腹部肥満をウエストで評価し、男性では八五cm以上、女性では九〇cm以上がメタボリックシンドロームの危険域になりますが、この試験ではより精度の高いCTスキャンで内臓脂肪量を測定しています。その結果、βコングリシニン摂取群の四五名において内臓脂肪面積が統計的に有意に減少していることが確認されました。

この試験ではキャンディー投与期間の四週間後にもCTスキャン解析を行っていますが、そこでもβコングリシニン摂取群で内臓脂肪量は低値で、キャンディーの摂取をやめてもしばらくその効果が維持されることがわかっています。これらの試験により、βコングリシニンを摂取したヒトでは脂質代謝が改善され、内臓脂肪蓄積が低下する（抗肥満効果）と結論付けています。

このような試験によりβコングリシニンの効果が実証されましたが、それでもなお血清トリグリセリドを低下させ、抗肥満効果を発揮する分子機構は明らかになっていませんでした。そこで私たちは、その分子機構に迫る研究を行いました。次に順を追って紹介していきたく思います。

✝隠れ脂肪肝が危ない

二〇一九年三月、NHKスペシャル『〝隠れ脂肪肝〟が危ない』で筆者らの研究が紹介され、大きな反響を得ました。番組の中で複数の視聴者を対象として精度の高い超音波診断をすると、かなりの割合で脂肪肝の疑いがあると指摘されており、しかもそういった人たちは必ずしも肥満体型ではなく、若い女性も含まれていました。

ここで脂肪肝について説明しましょう。通常、肝臓は二〜三％の脂肪を含みますが、この数値が一〇％以上になると脂肪肝と診断されます。脂肪肝にはその成因の違いから非アルコール性脂肪肝（NAFL）とアルコール性脂肪肝炎に分かれます。一日のアルコール摂取が二〇gを超える人は高い確率で脂肪肝を発症しますが、NAFLは原因がはっきりせず、本人も自覚がないままに病状が進行します。人間ドック健康診断を受ける成人の二〇〜三〇%にNAFLの疑いがあります。

肝臓は「沈黙の臓器」と呼ばれ、病状がかなり進行しない限り異変に気づきにくいという特徴があります。NAFLの場合、食生活を改善し、運動習慣を付ければ病状は緩和するといわれていますが、本人が無自覚のまま病状が進行すれば非アルコール性脂肪肝炎(NASH)になります。NAFL患者の一〇〜二〇%がこのような過程でNASHになりますが、ここまでくると治癒は難しく、患者の五〜二〇%が五〜一〇年で肝硬変になると推定されています。

隠れ脂肪肝を持つヒトの数は一〇〇〇万〜二〇〇〇万人と推定されています。女性は脂肪エネルギー摂取比率が高い傾向があり、これが肥満体型でない女性でも脂肪肝になりやすい理由のひとつです。

NAFLが進行してNASHになると肝臓の細胞では炎症反応が生じ、コラーゲンなどの集積による線維化が起こります。これにより肝臓は伸縮性の乏しい塊のような臓器へと変化していくため、さまざまな代謝機能が正常に行われなくなります。NASH患者も一〇〇万〜二〇〇万人と推定されています。

NASHがさらに悪化した状態が肝硬変で、肝がんへと進行する危険が高まります。たいていの場合は無自覚なまま病状が進行し、病院を受診してNAFLあるいはNASHと診断されますが、日頃の食生活や運動習慣に注意を払い、肝臓への脂肪蓄積を未然に抑止することが重要です。ここで効果を発揮するのが大豆に含まれるタンパク質です。

3　βコングリシニンの驚くべき効果

†脂肪肝予防効果を持つ大豆タンパク質βコングリシニン

ヒトで認められたβコングリシニンによる脂質代謝改善効果、抗肥満効果について、私たちは実験動物を用いた検証研究を始めました。

まず、五週齢の雄マウスに九週間、高脂肪食を投与しました。一群はタンパク質としてβコングリシニンを含む餌、もう一群は乳タンパク質カゼインを含む餌としました。後者のマウスは九週間で体重が二倍となり、肥満が確認されました。一方、前者のマウスの体重はさほど増えず、九週間後には著しい体重差が認められました。

餌の摂取量を比べるとβコングリシニン食のほうが多く、食餌量が体重を決定しないことがわかります。解剖したマウスの肝臓中のトリグリセリド量を計量すると、βコングリシニン摂取マウスで著しい低下がみられました。この結果から、脂肪肝への予防効果が大いに期待されます。またβコングリシニン摂取により血糖値の低下、血中総コレステロール値の減少、血中インスリン濃度の低下も確認されました。

長期間にわたる特定の餌の摂取により体重増加に変化が生じたということは、一回の食餌摂取でも何かしらの変化が生じ、その積み重ねが体重増加の抑制、肝臓脂質蓄積の減少につながっているということです。ここでは食後、何かしらの因子が変動していることが考えられます。

そこで私たちはマウスを二四時間絶食させた後に六時間、上記二種類の高脂肪食のいずれかを摂取させ、その後解剖して肝臓、血液を採取しました。摂食の六時間後、肝臓での遺伝子発現変動を網羅的に解析する手法を用いました。現在はDNAマイクロアレイ法で数万の遺伝子発現量（mRNA量）を測定することができるようになりました。こうして遺伝子発現量を解析するとカゼイン食で発現が低く、βコングリシニン食で発現が高い遺伝子、あるいはその逆の遺伝子がピックアップされてきます。

†βコングリシニン摂取による遺伝子発現の劇的な変化

この試験では、βコングリシニン摂取により上昇する遺伝子を複数個ピックアップすることができました。その中でも最も顕著に上昇していた遺伝子はＦＧＦ21でした。

ＦＧＦ21は主に肝臓で合成されるペプチドホルモンの一つです。これはFibroblast Growth Factor（線維芽細胞成長因子）の略で、もともとは成長因子の一つとして発見されました。ヒトは二二種類のＦＧＦファミリーメンバーを持ち、その二一番目がＦＧＦ21です。

ＦＧＦ21は主に肝臓から分泌され、近年、体の各所で作用するホルモン様活性を持つ分子として注目されるようになりました。ＦＧＦ21は食事由来のエネルギー・糖質が供給されない絶食・空腹時に発現して血中濃度が上昇し、体の各所に血糖を取り込ませると同時に蓄積した脂質を分解させ、そこからのエネルギー放出を促す役割を果たします。さらにはＦＧＦ21を過剰発現するマウスが開発され、寿命が延びることが二〇一二年の論文で発表されています。

図34のグラフで示されているように二四時間絶食で血中ＦＧＦ21レベルは上昇し、カゼイン食六時間摂取で速やかに低下します。しかしβコングリシニン食を摂取したマウスでは、肝臓でのＦＧＦ21の発現上昇により血中のＦＧＦ21レベルも上昇しており、その数値は絶食時より高いことがわかりました。また、九週間摂取したマウスでは恒常的に血中ＦＧＦ21レベルが高くなることもわかりました。つまりβコングリシニンを摂取したマウス

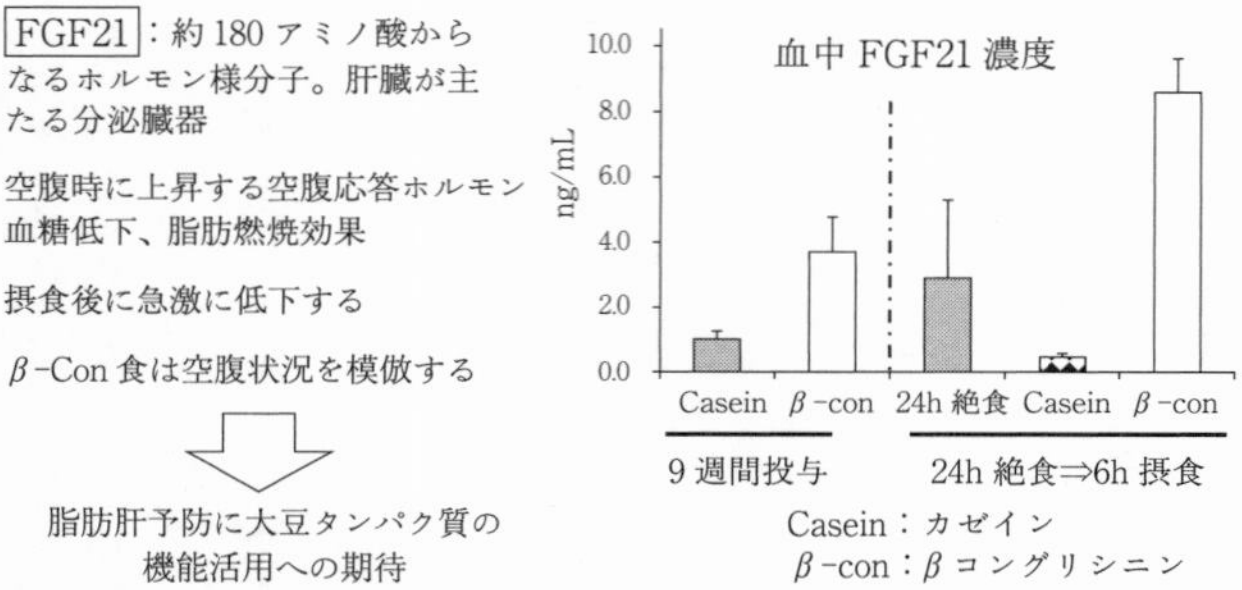

FGF21：約180アミノ酸からなるホルモン様分子。肝臓が主たる分泌臓器
空腹時に上昇する空腹応答ホルモン
血糖低下、脂肪燃焼効果
摂食後に急激に低下する
β-Con食は空腹状況を模倣する
脂肪肝予防に大豆タンパク質の機能活用への期待
血中FGF21濃度
ng/mL
10.0
8.0
6.0
4.0
2.0
0.0
Casein
β-con
24h絶食
Casein
β-con
9週間投与
24h絶食⇒6h摂食
Casein：カゼイン
β-con：βコングリシニン

図34　βコングリシニンによる血中FGF21濃度上昇

はエサを摂取したにもかかわらず、体は空腹状態のような反応を示していることになります。

私たちの公表論文ではもう少し詳細な分子機構の解析も行っています（詳細については東京大学大学院農学生命科学研究科のホームページ上にトピックス記事として掲載されています。https://www.a.u-tokyo.ac.jp/topics/2016/ 20160623-1.html）。

†βコングリシニンが脂肪肝を予防する機構とは

βコングリシニンを摂取した際、ネズミの肝臓はカゼインとの違いを認識し、FGF21の発現を増加させる指令を出していることは明らかです。二四時間絶食するとエネルギー供給がなくなり、マウスの体内では脂肪組織に溜め込んでいた脂肪が分解され、その産物である脂肪酸が血流に乗り、体の各所に輸送されてエネルギー源となります。また肝臓にも大量に脂肪酸が輸送され、その脂肪酸を結合するPPARαという因子が活性化されます（第2章参照）。

ＰＰＡＲαはＦＧＦ21の遺伝子発現を亢進する主要な因子で、絶食時にはこれにより肝臓でＦＧＦ21の発現が上昇するとともに、血液中のＦＧＦ21濃度が増加します。絶食後にカゼインを含む餌を摂取すると、マウスの体内では脂肪組織からの脂肪酸の供給がなくなってＰＰＡＲαの活性は低下し、まもなく肝臓でのＦＧＦ21遺伝子発現は停止し、血液中のＦＧＦ21濃度も減少します。

βコングリシニン食を摂取してもエネルギーが供給されるため、脂肪組織での脂肪分解は行われなくなり、ＰＰＡＲαによる肝臓でのＦＧＦ21遺伝子発現の亢進は停止します。それでもなお肝臓でＦＧＦ21の遺伝子発現が上昇するのであれば、ＰＰＡＲα以外の因子が機能しているはずです。

それではマウスの体内で、ＰＰＡＲα以外のどのような因子が関与したのでしょうか。ここでは、先ほどのＤＮＡマイクロアレイ法の解析結果が私たちに明確な答えを示してくれました。βコングリシニン食で肝臓での遺伝子発現が最も大きく上昇したのはＦＧＦ21ですが、それに次いで上昇幅が大きかった遺伝子も複数リストアップされており、それらの多くはＡＴＦ４という因子により発現が上昇することが複数の論文で報告されていました。

そうすると、βコングリシニンはなぜATF4発現を上昇させるのかという疑問が生じてきます。ATF4は各種ストレスに応答し、活性化される因子です。必須アミノ酸欠乏食、あるいはアミノ酸バランスが偏ったエサを投与するとATF4が活性され、その結果としてFGF21血中濃度が上昇します。

βコングリシニンのアミノ酸組成の中で唯一メチオニン（Met）は含有量が十分とは言えず、Met欠乏食をマウスに与えると血中FGF21濃度が上昇するという研究報告が複数あります。そこでβコングリシニン食に少量のMetを添加したβコングリシニン＋Met食をマウスに投与したところ、食後にFGF21が上昇するという現象は見られなくなりました。これにより、βコングリシニンに含まれるMetは体内への吸収速度が遅く、肝臓に一過的にMet不足のような錯覚を与えることがわかりました。

これらの知見から、βコングリシニン・タンパク質中のMetは消化・吸収速度が遅く、摂取の数時間後に他のアミノ酸より遅れて肝臓にたどり着くと考えられます。βコングリシニンはアミノ酸バランスに優れ、なおかつ空腹を模倣する作用を引き起こすタンパク質と理解することができます。

それでは肝臓から分泌されたFGF21はその後、どのようにして肝臓の脂質蓄積を抑制するのでしょうか。高脂肪食を摂取したマウスの肝臓には過剰な脂質が蓄積し、脂肪組織もエネルギー供給過多であるため、それがトリグリセリドの形で蓄積されます。肝臓から分泌されたＦＧＦ21は脳の視床下部に作用して交感神経系を活性化し、ノルアドレナリン分泌を上昇させ、脂肪組織に蓄積した脂質を分解するシグナルを伝達します。そのシグナルはグルコースの取り込みを上昇させて血糖値を低下させ、さらには脂肪組織にシグナルを伝達して熱産生を上昇させせます。

4　脂肪細胞のメカニズム

†白色脂肪細胞と褐色脂肪細胞

高脂肪食を摂取したマウスは著しい体重増加を示し、肥満となります。肥満は脂肪組織に過剰の脂肪＝脂質が蓄積する状態です。脂肪組織には白色・褐色の二種類の組織が存在します。たとえば牛肉、豚肉の脂身の部分は白色脂肪細胞から成る白色脂肪組織で、エネルギーの貯蔵物質としてトリグリセリドを豊富に蓄えています。

ヒトの体はおよそ六〇兆個の細胞（三七兆個という説もあります）から成り、健常者の脂肪細胞の数はおよそ三〇〇億個（ほぼすべてが白色脂肪細胞）で全体の細胞数の〇・〇五％に相当します。その一方で体重に占める脂肪組織の割合はおよそ二〇%程度で、個々の脂肪細胞はサイズが大きく重量に富んでいると言えます。肥満者では脂肪細胞の数が六〇〇億個に達し、体重の三〇～四〇%を占めるといわれています。

脂肪貯蔵庫としての役割を果たす白色脂肪細胞に対して、褐色脂肪細胞では熱産生が盛んです。褐色脂肪細胞が褐色であるのは、細胞内に多くのミトコンドリアを含むからです。白色脂肪組織は皮下に多く見られ、私たちの体を寒冷から守る役目を果たします。また、メタボリックシンドロームの元凶となる内臓脂肪組織も白色脂肪細胞から成ります。

白色脂肪細胞を顕微鏡で観察すると、核やミトコンドリアを押しやるようにして一房の脂肪滴(単房性脂肪滴と呼びます)が空間を埋め尽くしています。直径も五〇～一〇〇㎛で、他の細胞に比べると特大サイズです。

一方、褐色脂肪細胞はサイズが白色脂肪細胞の半分ほどで、細胞の中には小型の脂肪滴が複数個(多房性脂肪滴と呼びます)存在します。これまで、褐色脂肪組織は成長とともに消失するものと考えられてきました。新生児は赤子とも呼ばれるように熱産生が盛んですが、これには褐色脂肪組織が関与しています。

成人の褐色脂肪組織について、北海道大学名誉教授の斉藤昌之先生の研究成果は見事な答えを示してくれました。この研究ではがん検診にも多く使われるPET検査を用いてい

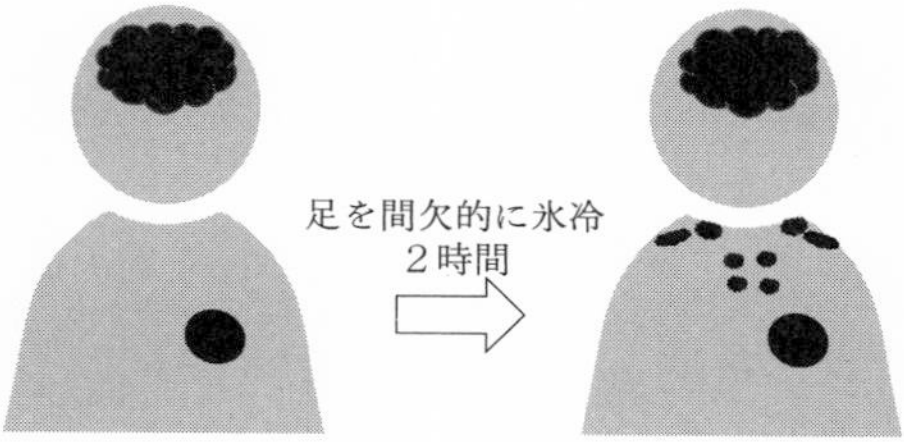
足を間欠的に氷冷
2時間
室温 28℃
室温 19℃
図35　寒冷刺激で検出される褐色脂肪組織（PET検査）

ます。がん細胞は積極的に血液中のグルコースを取り込み、異常増殖します。PET検査では、取り込み活性が高い部位からがんを検出します。

まずフルオロデオキシグルコース（FDG）という、グルコースと同じく細胞に取り込まれる化合物を血中に注射します。FDGは代謝されることはなく細胞内にしばらく留まります。FDGは放射性フッ素で標識されているため、検出器の画像には異様にFDGを集積した部位が見えてきます。

温暖な条件下ではグルコースを積極的に取り込む脳や心臓が光って見えます。室温一九度で足を二時間、間欠的に氷冷するという条件下に移動すると、いずれも肩を中心として複数個所で取り込みの増加がみられます（図35）。つまり寒冷刺激により解剖学的には検出の難しい褐色脂肪組織が活性化され、積極的にグルコースを取り込みます。

褐色脂肪細胞内のミトコンドリアには熱を産生する因子UCP－1が含まれており、この因子の作用によりエネルギーが熱として消費され、抗肥満効果が生じます。ＦＧＦ21は褐色脂肪細胞に存在するＦＧＦ21受容体に作用し、ミトコンドリアにおける熱産生を亢進させます。

一方、白色脂肪細胞にも同様な機構で働きかけ、白色脂肪細胞内の脂肪滴に蓄えられたトリグリセリドを積極的に分解し、その結果、脂肪組織重量が減少して抗肥満効果を発揮します。さらに近年、脂肪細胞は白色・褐色と明確に色分けされるものではないことが明らかにされています。ある種の刺激により、白色脂肪細胞が熱産生因子であるＵＣＰ－１の発現を亢進させ、褐色化する（これをブラウニング〔Browning〕と呼びます）ことが明らかにされています。

また、唐辛子の辛味成分であるカプサイシンにもブラウニングを促進する効果が認められています。ＦＧＦ21は白色脂肪細胞に刺激を与え、ブラウニングを亢進させます。白色脂肪細胞がブラウニングした細胞をベージュ脂肪細胞と呼びますが、これは褐色脂肪細胞と同様に熱産生をするようになります。こうした脂肪組織における脂肪分解上昇、熱産生によるエネルギー消費増大、血糖の取り込み上昇が抗肥満効果を発揮し、結果的に肝臓での脂質蓄積低下を招くことが考えられます。

†種々の代謝制御因子を分泌する白色脂肪細胞

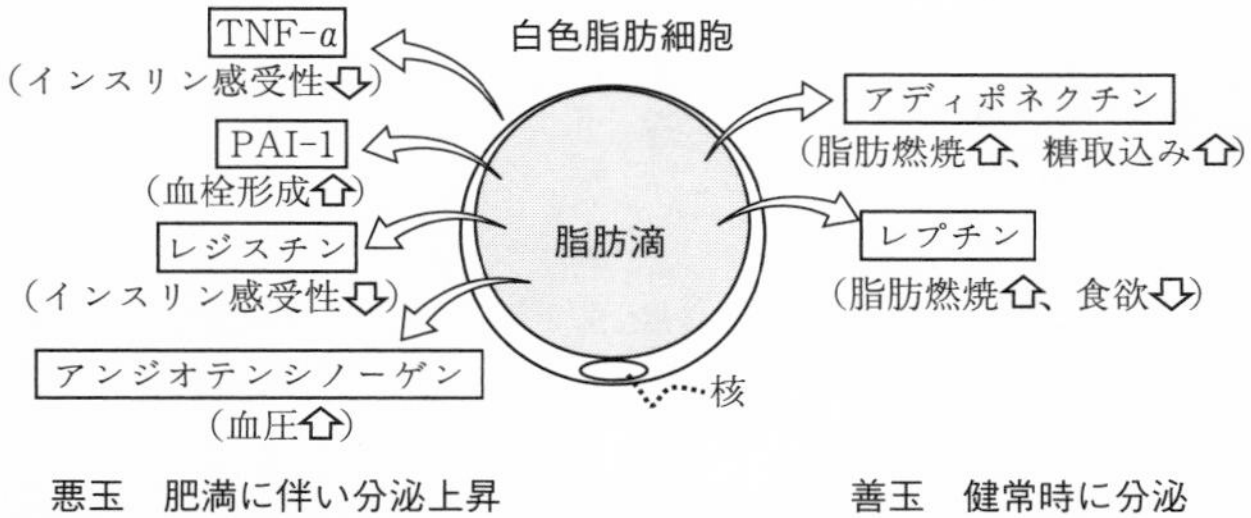

図36　白色脂肪細胞から分泌されるアディポカイン（左側に悪玉、右側に善玉アディポカイン）

脂肪組織は長い間、脂質（トリグリセリド）を蓄える貯蔵庫のような役割を果たすと考えられてきましたが、現在では積極的に種々の因子を分泌する内分泌組織として捉えられるようになっています。このように脂肪細胞で産生され、分泌される生理活性物質を総称してアディポカインと呼びます（図36）。

アディポカインには悪玉と善玉があり、悪玉には血栓をつくりやすくするPAI－1、インスリン抵抗性を起こすTNF－α、レジスチン、血圧を上げるアンジオテンシノーゲンなど、善玉にはインスリン抵抗性を改善し、動脈硬化を防ぐアディポネクチン、肥満を制御するレプチンなどがあります。

適正体重を維持している健常状態では善玉アディポカインが正常に分泌され、種々の代謝が適切に進みます。しかし、肥満状態で脂肪細胞の脂肪滴内に過剰のトリグリセリドが蓄えられるようになると次第に善玉の分泌が低下し、種々の悪玉アディポカインの分泌が亢進してきます。肥満がメタボリックシンドローム、糖尿病などの元凶になるのは、これら悪玉アディポカインがインスリンの効きを減弱させることによります。

悪玉アディポカイン分泌が亢進した肥満状況下において、FGF21は善玉アディポカインであるアディポネクチンの発現、分泌を促すという報告があります。アディポネクチンは肝臓や骨格筋で脂質分解を促し、グルコースの取り込みを上昇させ、血糖値の低下に寄与するなどといった抗メタボリックシンドローム機能を発揮します。これは、肝臓や骨格筋でAMPキナーゼを活性化するためとされています。

筆者らの実験でもβコングリシニン食の摂取により白色脂肪細胞でアディポネクチン遺伝子発現の上昇が認められ、肝臓の脂肪蓄積の減少はアディポネクチンの作用と説明することができます。また、一部の研究報告では肝臓から分泌されたFGF21が肝臓に直接作用し、脂質代謝を改善する経路が作動していることも示されています。ヒト投与実験で効果の認められたβコングリシニンを摂取することにより肥満が抑制されるとともに脂肪肝の発症が予防され、健康寿命が延びることが期待されます。

これだけ代謝改善、抗肥満効果を持つβコングリシニンこそ、機能性食品として利用価値があると誰しも思うことでしょう。実際、私たちがその生理作用を検証する以前に特定保健用食品として製品化されましたが、消費者の反応はいまひとつで市場からは撤退したようです。その一因としてβコングリシニンの調製コストは低くなく、安価な商品として供給するのが難しかったというのが理由です。良質な成分を見出しても必ずしもヒット商品にはならないというのが、健康にまつわる社会実装の難しい点とも言えます。

コラム 納豆讃歌

東京生まれ、東京育ちの筆者にとって納豆は大好物というほどではありませんが、しばしば食卓にのぼるなじみの深い食べ物です。一九九〇年代前半のテキサス州ダラスでは消費期限の短い日本食材は手に入れるのが極めて困難であったため、四年間のアメリカ留学時にはほとんど口にすることがありませんでした。

帰国して半年経った頃、大阪大学から助教授候補者としてセミナーをしに来ないかという依頼があり、大阪へ向かいました。キャンパスの最寄り駅に降り立ったとき、なじみのない関西で生活することを考え、不安な気持ちになりました。関西では関東ほど納豆を食べる習慣がないため、大阪大学に赴任したら納豆を口にする機会がなくなるのではないかと思ったのです。駅前に大型のスーパーがあり、そこで納豆を探すと少ないながらも置かれていたので、ほっとしたことをよく覚えています。その後着任して、関西地域ではにおいの強くない納豆が販売されていることを知りました。その後東京大学へ転任し、食品科学研究を進める中で大豆の際立った健康効果に注目しました。ちょうど血清脂質濃度が高くなり、ズボンのサイズが大きくなるなど健康への関心が高まっていたこともあり、毎日夕食時に一パックの納豆を食べることにしました。外食のときを除いて、夕食のメニューがスパゲティーでもまず納豆を食べる習慣は今も続けています。ですから年間で三〇〇パックくらいは食べていることになります。

このときのポイントは白米の上にのせるのではなく、納豆だけを一パック食べることです。ご飯と一緒に食べると白米を多く食べてしまい、糖質過多になります。私の必須アイテムは「かき混ぜ棒」です。食通の北大路《きたおおじ》魯山人《ろさんじん》は納豆をお箸で四〇〇回はかき混ぜていたそうですが、これを使えば一〇回で十分です。

二〇二〇年の初め、嬉しいニュースがありました。国立がん研究センターなどの研究チームは「大豆食品、発酵性大豆食品の摂取量と死亡リスクの関連」の中で「納豆をよく食べる人は死亡率が低下する」と発表しました。九万人の被験者が関わり、一五年にも及ぶ研究の結果です。その中での結論は、納豆を一日二六g（半パック）以上食べるグループは、まったく食べないグループより循環器疾患で死亡するリスクは男女ともに約二〇%低いというものでした。私自身が長寿をまっとうすれば、この研究成果を実証したことになるでしょう。

第7章 早歩きは長寿命!――長寿を支える筋肉

1 運動は長寿をもたらす

†早歩きは長寿命――下半身の筋肉の重要性

我々の体は体重の四〇%程度を占める骨格筋に支えられ、保護されています。骨格筋は細長い筋繊維とその細胞間を埋めて束ねる結合組織から成ります(図37)。筋繊維はそれぞれが一個の細胞で、筋細胞と呼ばれます。筋細胞の中でも、赤みを帯びた酸素結合性タンパク質であるミオグロビンやミトコンドリアを多く含む筋細胞は赤筋(遅筋)と呼ばれ、持続的な運動に寄与します。一方、ミオグロビンなどの含有が低く、瞬発的な運動に関与するのが白筋(速筋)です。筋繊維の集まりが筋束を構成し、筋束の集まりが骨格筋とな

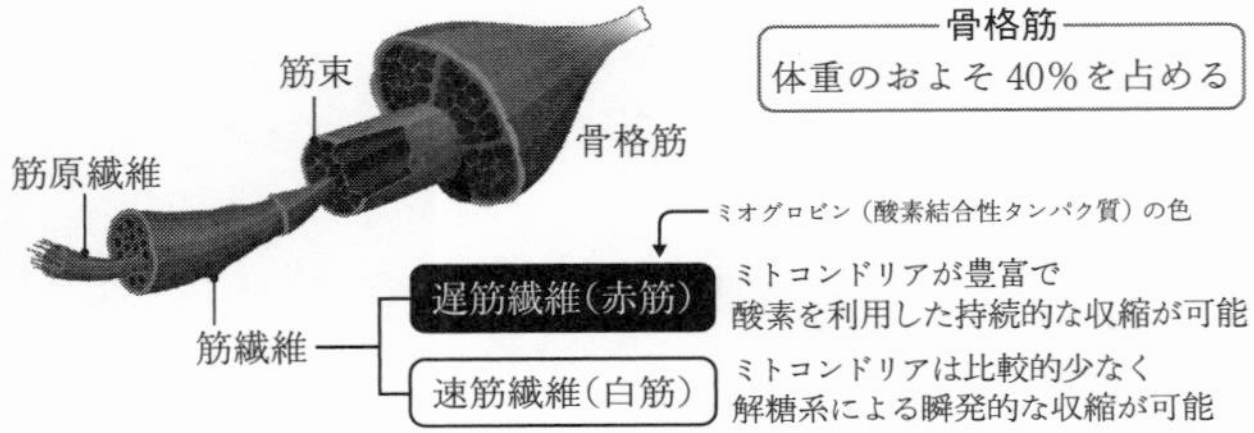

図37　骨格筋とは

ります。

骨格筋のほとんどは上肢・下肢に分布し、下肢の重量が上肢の四倍程度となります。これは、太ももにある大腿筋《だいたいきん》が上肢に比べて格段に大きいことからもわかります。

加齢とともに筋量は減少し、高齢者の場合は年に一〜二%程度減少すると報告されています。また上肢と比べて、筋量の大半を占める下肢の筋肉量は加齢に伴う低下率が三倍にのぼります。特に体の前面の下肢骨格筋量が減少し、つま先が十分に上がらず、それまで軽くまたぐことができていた障害物につまずくようになります。転倒してベッドで二週間仰臥《ぎょうが》すると一年分の筋量が失われ、そのまま寝たきり状態になれば自立活動ができる状態に戻ることは難しくなります。筋量低下→転倒→寝たきりという負のスパイラルに陥らないためにも、下肢を鍛えるウォーキングなどの運動習慣により筋量を維持することが必要です。

下肢の重要性について、高齢者の歩行速度と予想余命年数の関係を示した興味深い研究報告があります（図38）。図では各年齢の

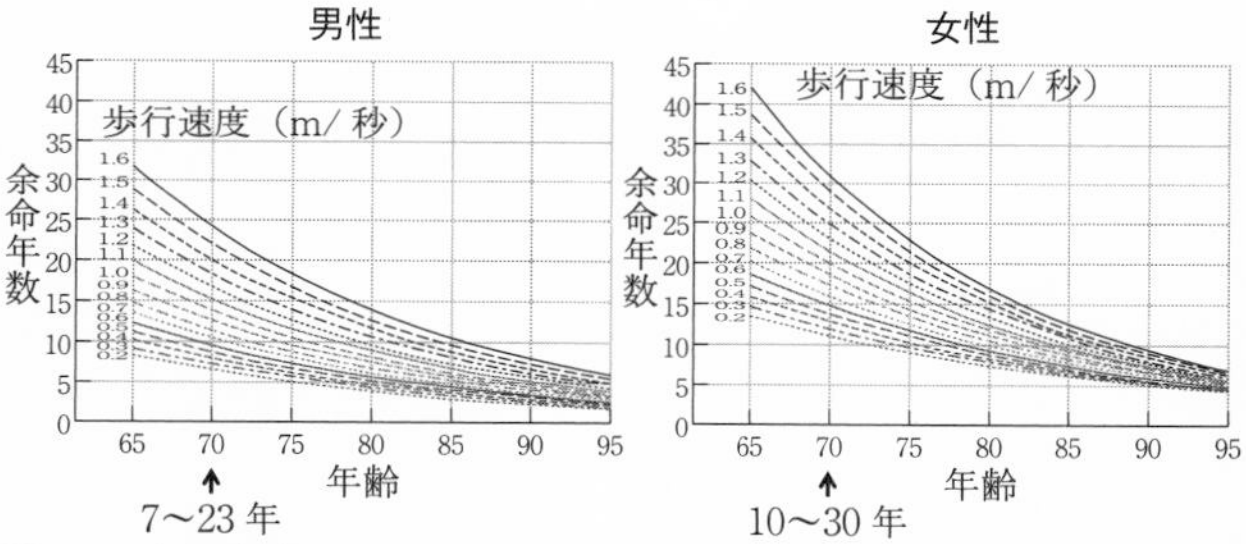

図38　歩行速度から予想される余命（JAMA. 305（1）, 50-58, 2011）

歩行速度を調べ、その後何年の余命があるかを示してあります。たとえば七〇歳男性の場合、極めて遅い歩行速度の〇・二m／秒（最下段の線）であれば七年、最も速い歩行速度の一・六m／秒（最上段の線）であれば二三年の平均余命を持つと示しています。また、七〇歳女性では同じ条件下で一〇〜三〇年と二〇年もの開きがあります。つまり、七〇歳になっても若い人と変わらぬ速さで歩ける健脚の持ち主は、その後も健康寿命を維持し、長生きする可能性があるということです。早歩きできることは、筋量が十分で、老化による機能低下が生じていないことを意味しています。加齢に伴いのんびり歩くのではなく、早歩きできる健脚を維持することを心がけるようにしましょう。

†運動の効果はカロリー消費だけでは説明できない

運動は骨格筋を弛緩・収縮させることにより行われ、その過程でエネルギーが必要とされるため糖質・脂質が消費されます。運動によりカロリー消費が高まれば肥満を防ぐことができます。このように生体成分が代謝され、形を変えることを異化と言います。

運動終了後、しばらくしてから筋肉では筋肉量を増やすべくタンパク質合成が上昇し、同化作用が起きます。つまり運動は時間差で異化・同化というまったく方向性の異なる生理変動を惹起するわけです。

こうした生理変動と同時に、骨格筋は代謝組織としても重要な働きをしています。食後の血糖値上昇に伴いインスリンが分泌されると血糖値が低下しますが、これは血中グルコースの七五％近くを骨格筋組織が取り込むためです。血糖値を正常値に近いレベルに維持するには、骨格筋量を維持することが必須となります。

加齢とともに骨格筋量が減少すれば身体機能の維持が難しくなり、なおかつ血糖維持を介した代謝制御機能も脆弱化します。高齢者が適切な筋量を保持し、自立活動を可能にする身体ロコモーション機能を維持すれば健全な代謝制御機能が保たれ、健康維持にも結びつきます。もちろん中年男女にとっても筋量を維持し、基礎代謝量を上げておくことは生活習慣病発症の予防につながることは言うまでもありません。

運動が健康維持に役立つことは広く認められています。中高年のサラリーマンA氏は定期健診で体重・血糖値・中性脂肪が高いことを指摘され、習慣的に適度な運動をするよう勧められました。仕事に追われる毎日で十分に時間が取れないことから、帰宅時に最寄り駅の一つ前の駅で下車し、三〇分ほど早歩きして帰宅することにしました。初めは苦痛に感じていたものの、慣れてくると多少の爽快感も感じるようになりました。しかし運動をしているからということで気を許してポテトチップスを八枚程度食べてしまうと、消費カロリー分は相殺されてしまいます。

成人が早歩きで三〇分程度歩くと軽く汗をかきますが、それでも消費カロリーは一〇〇kcal程度です。かなり負荷のかかる運動をしない限り、痩せるほどのカロリーは消費しません。また、ある程度のカロリーを消費すれば食欲が増し、摂取カロリーはかえって上昇します。

公表論文によれば、推奨される運動量に達していなくても習慣的な運動を続けていれば、まったく運動をしない人と比べて死亡リスクが二〇%程度低下することがわかっています。運動により健康増進効果が得られることには、どのようなメカニズムが作用しているのでしょうか。

腹筋や腕立て伏せなどといった筋肉トレーニングは速筋（白筋）で糖質をエネルギー源とし、瞬発力を発揮する無酸素運動で、ウォーキングや水泳などは遅筋（赤筋）で脂質を燃焼する有酸素運動です。いずれの運動においても体内でエネルギーを消費する際には高エネルギー貯蔵物質であるＡＴＰ（アデノシン3リン酸）が分解され、ＡＭＰ（アデノシン１リン酸）へと変換されます。骨格筋細胞内のＡＭＰ濃度が運動のエネルギー消費により上昇すると、細胞質の酵素ＡＭＰキナーゼが活性化されます。

ＡＭＰキナーゼはα・β・γの三サブユニットから成る三量体タンパク質で、αサブユニットがリン酸化されると活性型となります。通常、生体内でタンパク質のリン酸化／脱リン酸化は一定のリン酸化状態を保っており、リン酸が付いたり離れたりを繰り返しています。運動によりＡＭＰ濃度が上昇するとγサブユニットにＡＭＰ分子が結合し、αサブユニットのリン酸基の離脱が抑制されます。こうして長時間、αサブユニットがリン酸化状態を保ち、活性化状態が維持されることになります。

2　ＡＭＰキナーゼを活性化させるには

†ＡＭＰキナーゼの脂質代謝改善機能

活性型ＡＭＰキナーゼは種々のタンパク質をリン酸化し、その活性を調節します。脂肪酸合成の初発段階を触媒するアセチルＣｏＡカルボキシラーゼ１はアセチルＣｏＡからマロニルCoAを合成します。AMPキナーゼはこの酵素をリン酸化し、活性を抑制することにより脂肪酸合成、トリグリセリド合成を低下させます。

それと同時にコレステロール合成の律速酵素であるHMG-CoA還元酵素をリン酸化して活性を抑制し、細胞内コレステロール合成を低下させます。エネルギーを使い切った時点で、さらにエネルギーを費やして脂肪酸やコレステロールを合成する必要はないので、これらの合成経路を遮断します。さらには脂肪酸β酸化経路を活性化し、脂肪酸燃焼を活性化させます。運動することにより骨格筋で積極的に脂肪酸が燃焼されると、血液中のトリグリセリド（中性脂肪）の低下に結びつきます。

†AMPキナーゼの糖代謝改善機能

一方、AMPキナーゼは骨格筋による血液中のグルコース取り込みを上昇させる作用も持ちます。

先に説明したように血糖値が上昇した際、骨格筋はその七五％程度を取り込み、グルコース貯留庫のような役割を果たしています。これは血糖値の上昇に伴い膵臓からのインスリン分泌が上昇し、血液中のインスリンと骨格筋細胞表面のインスリン受容体が結合し、細胞内へとシグナルを伝達したことにより生じます。陸上競技のリレーのように、受容体がインスリンを結合すると細胞内の複数の因子が順番にリン酸化され、次々とリン酸化を介して信号を伝達していきます。このように信号が伝わる経路のことをカスケード（もともとは何段も連なった小さな滝のことを示す言葉でした）と呼びます。

骨格筋細胞の表面でグルコースを取り込む輸送体はGLUT4というタンパク質です。インスリンの信号が来ていない状態では、GLUT4は細胞内の貯蔵小胞上に留まっており、血糖上昇に伴いインスリンが分泌されると、筋細胞表面のインスリン受容体からのカスケードシグナルが貯蔵小胞に到達します。その結果、小胞は細胞表面へと移行し、細胞表面のGLUT4タンパク質量が上昇すると取り込みも促進されます。一方、運動により筋細胞内のAMPキナーゼが活性化されると、インスリンシグナルカスケードとは別の経路で貯蔵小胞の細胞表面への輸送を促進します。

糖尿病やメタボリックシンドロームでは血糖値が上昇し、インスリンが分泌されますが、やがてインスリン受容体を介してのシグナル伝達が十分に作動しなくなります。このようなインスリン感受性の欠落した状態を「インスリン抵抗性」と呼びます。この場合、インスリンは分泌されるものの十分に血糖値が下がらなくなり病状はより悪化しますが、運動することにより、インスリンの力を借りずにAMPキナーゼの作用により血糖値を下げることが可能です。

ＡＭＰキナーゼは以上のようなプロセスで、運動による持久力向上のマスターレギュレーター（主要制御因子）としても機能しています。ＡＭＰキナーゼを活性化する合成薬物であるＡＩＣＡＲをヒトに投与すると骨格筋でＡＭＰキナーゼを活性化し、持久力を亢進することが知られています。ＡＩＣＡＲは体内に吸収された後、細胞に取り込まれると代謝され、ＡＭＰと形の似た化合物へと変換されて機能を発揮します。そのためドーピング薬物の一つとして使用が禁止されています。

先ほども述べたように、運動では時間差をもって骨格筋内でタンパク質合成を上昇させ、筋肥大を誘導しますが、これは腕立て伏せやスクワットを継続すると筋量が増えることの説明となります。また、筋肉タンパク質合成の上流ではインスリンと似た機能をもつＩＧＦ－１（インスリン様成長因子－１）がその受容体を介してシグナルを伝達することによってタンパク質合成が亢進し、結果として筋肥大が導かれます。

†ＡＭＰキナーゼは食品成分によっても活性化される

興味深いことに、複数の食品成分がＡＭＰキナーゼ活性を上昇させることが示されています（図39）。種々のフラボノイド類の合成中間体として柑橘《かんきつ》類などに含まれるナリンゲニン、お茶に高濃度含まれるカテキン類、ブドウ果皮に含まれるレスベラトロールなどでそ

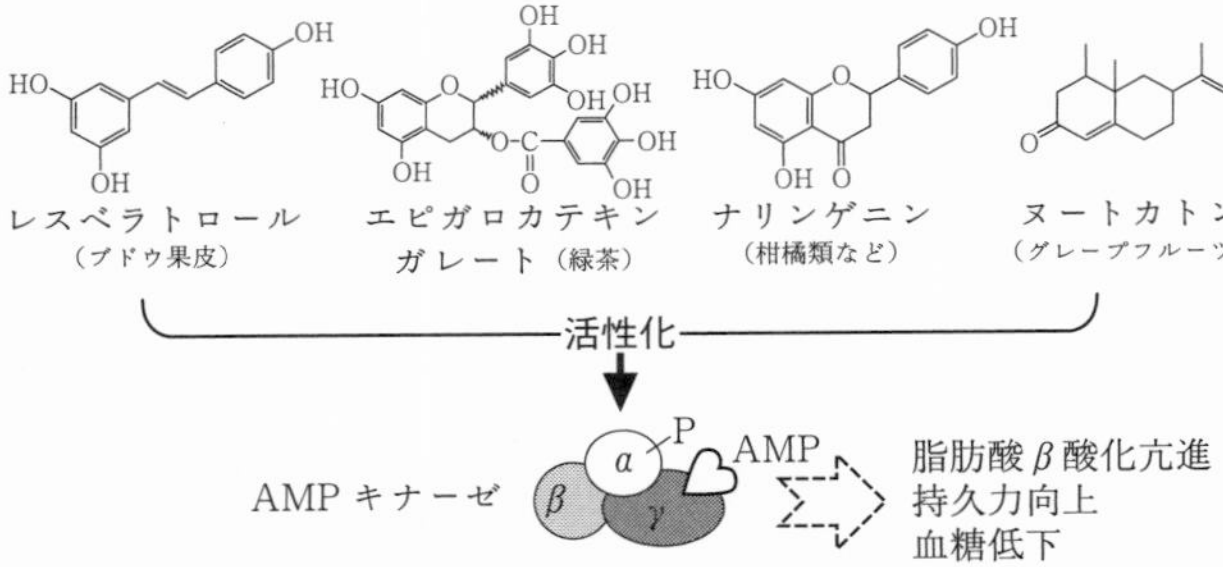

図39　食品成分によるAMPキナーゼ活性化

の作用が確認されています。

運動すると骨格筋でエネルギーが消費されたことを感知し、AMPキナーゼが活性化されることは先に述べました。AMPキナーゼは全身の組織で発現しており、肝臓での役割も重要です。肝臓では運動の有無にかかわらず、エネルギーが枯渇した際に（細胞内でATPが消費されてAMP濃度が上昇）AMPキナーゼが活性化され、脂肪酸をβ酸化するなどしてエネルギー獲得の方向へと導きます。AMPキナーゼを活性化することにより、肝細胞に過剰のトリグリセリドが蓄積することによる脂肪肝を防ぐことが期待できます。

AMPキナーゼを活性化するお茶の苦み成分、カテキンを豊富に含んだ茶飲料が特定保健用食品として販売されています。レスベラトロールについては以前、長寿遺伝子サーチュインを活性化するのに効果的であるという研究結果が出され、注目を集めましたが、現在ではその直接的な作用はAMPキナーゼ活性化によると考えられています。このような知見に基づき、食品成分の中からAMPキナーゼ活性を上昇させる化合物として、グレープフルーツ果皮に含まれる香料成分・ヌートカトンが見出されました。

この成分を含む餌をマウスに一八週間投与すると、含まない餌で飼育したマウスと比べて水流プールでの遠泳時間が伸び、持久力が増進することが認められています。高齢者は加齢とともに自立活動時間が少なくなり、筋力・筋量の低下に加えて食欲も低下していきます。食品成分でAMPキナーゼ活性を上昇させることを心がければ持久力が高まり、健康維持に貢献することが期待されます。

3　健康寿命を延ばすには骨格筋量の維持が重要

†骨格筋量はいかにして調節されるのか

健康寿命を延伸させるには、骨格筋量を維持していくことが重要です。筋量は骨格筋タンパク質量により決定されます。加齢、寝たきり、低重力での宇宙滞在、運動不足などが原因で筋量が低下しますが、これは筋肉タンパク質分解が亢進した結果です。実験動物を用い、石膏で下肢をギプス固定すると一週間程度で筋肉量は低下します。腕や足を骨折してギプス固定されたことがある人は、思い当たるところがあるでしょう。

骨格筋細胞は細胞外に複数の分泌因子を分泌しており、これらはマイオカインと総称されています。ある種の因子は骨格筋以外の臓器へ到達してそこでシグナルを発信し、複数の因子は分泌後、骨格筋に直接作用します。そのうちの一つであるマイオスタチン（MSTN）は骨格筋から分泌されるマイオカインの一つで、分泌後に骨格筋細胞表面のマイオスタチン受容体に結合し、機能を発揮します（図40）。

この因子の発見には特異な筋肉質を持つ牛の存在が関係しています。Bergian Blue種の牛には筋骨隆々《きんこつりゅうりゅう》とした個体が認められ、その原因遺伝子の解析によりMSTN遺伝子の変異が確認されました。この因子が働かないと、筋肉が異常発達することになります。

骨格筋量は筋タンパク質の合成と分解のバランスで決まりますが、ここでもう一つ認識すべきプロセスがあります。私たちは山登りなど負荷のかかる運動をすると筋肉痛になります。この際には筋組織の一部が損傷を受けており、修復する必要が出てきます。筋肉を構成する筋細胞の周りにはサテライト細胞（幹細胞）と呼ばれる、いずれ筋細胞へと分化することが可能な細胞が付着しています。筋損傷に伴い、複数の刺激がサテライト細胞に伝わると筋芽《きんが》細胞→筋管細胞への分化を促し、損傷部位の修復が行われます。サテライト

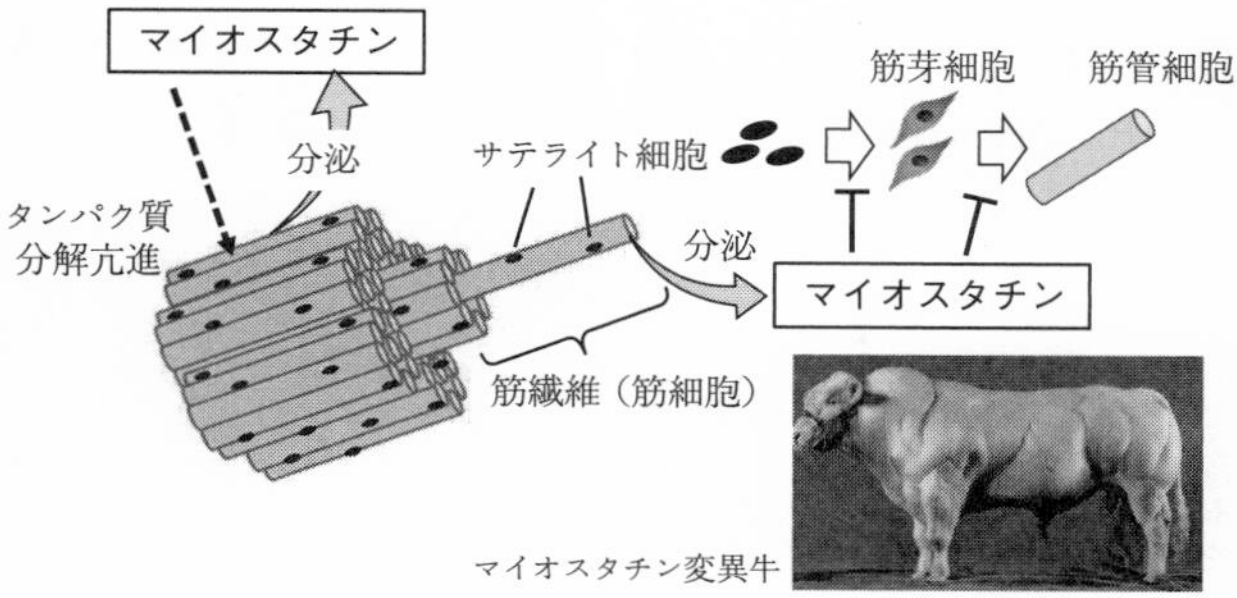

図40　マイオスタチンの作用

細胞は筋修復が必要な時のみ筋細胞へと分化すればよいわけで、これを抑制しているのがＭＳＴＮと考えられています。

　ＭＳＴＮ変異遺伝子を持つ牛では恒常的にサテライト細胞が筋細胞へ分化暴走し、筋肉細胞が過剰な体軀《たいく》になると理解されています。ＭＳＴＮは筋細胞にも直接的に働きかけ、筋細胞内でのタンパク質分解を促進させる機能を持ちます。変異牛ではこの分解促進機構が減弱するため、筋肉量が増大します。

　もちろんヒトもＭＳＴＮを持っていますが、筋量を減少させる機能を持つ因子は必要ないのではないかと思う読者も多くいるかと思います。筋肉は筋肉タンパク質を合成する一方で分解も行い、そのバランスの中で筋肉量を調節しています。

　私たちの研究室でも、ＭＳＴＮが受容体に結合するのを阻害する食品成分を探索しています。加齢による筋量低下にMSTNが関与するという知見もあり、その働きを抑制する食品成分を含む機能性食品を高齢者が摂取すれば、筋量低下を抑止することも期待されます。また、国内ではゲノム編集技術を駆使してMSTN遺伝子を欠損させることにより、肉厚の真鯛やトラフグが開発されています。いずれスーパーなどで、これらのゲノム編集魚を目にする日も来るかもしれません。

†筋量を制御するさまざまな成分

一方、筋肉タンパク質合成を増加させるものとして分岐鎖アミノ酸の有効性が示されています。ロイシン、イソロイシン、バリンといった分岐鎖アミノ酸（BCAA）は分子内に枝分かれ構造を持っており、他のアミノ酸から変換して合成することはできないため、必須アミノ酸として食事から必要量を摂取する必要があります。分岐鎖アミノ酸の中でもロイシンにはタンパク質合成を促進する効果とともに、オートファジーによるタンパク質分解を抑制する効果があり、筋肉タンパク質量を増進させる働きを発揮します。

さらに、骨格筋内のタンパク質に豊富に含まれる分岐鎖アミノ酸がタンパク質分解に伴い遊離のアミノ酸になると後に代謝され、エネルギー生産に利用されることにより骨格筋内でエネルギー源になります。たとえば長距離走などで筋肉活動が過剰になると骨格筋タンパク質が分解されて分岐鎖アミノ酸が遊離し、さらなる筋肉活動のエネルギー源となります。そのためBCAAを粉末状、あるいは飲料にしたアスリート向けの製品が販売されています。

同様の効果は、骨格筋量が低下する高齢者にも期待できます。高齢者は加齢に伴いタンパク質摂取量が減少するとともに消化・吸収効率も低下することから、吸収が容易なアミノ酸として摂取することは有効です。

食品に含まれる成分が骨格筋量を調節するという報告は複数あります。加齢ラットで実験した場合、カルシウム代謝・骨代謝に関与するビタミンDが欠乏すると筋肉タンパク質合成が低下し、そこにビタミンDを補塡《ほてん》すると筋肉量が回復するという研究成果があります。ビタミンDの生理作用は、活性型ビタミンDとビタミンD受容体が結合して発揮されます。骨格筋のビタミンD受容体を欠損させたマウスでは筋量・筋力が低下することが確認されており、高齢者でもビタミンD欠乏とサルコペニア（高齢になるに従い、筋肉量が減少していく現象）発症に相関関係があることが報告されています。

また、魚油に含まれるn－3脂肪酸であるEPAやDHAには筋肉量を増やす効果があることが知られています。ヒトの試験でも一日四gという通常の食事での摂取量をはるかに超える量を投与すると、骨格筋タンパク質合成が上昇することが確認されています。これは通常の食生活では難しいため、サプリメントで摂るか、あるいは臨床的に投与する必要があります。唐辛子の辛み成分であるカプサイシンについても、骨格筋でタンパク質合成を促進する作用が報告されています。これらの成分を適量（一部過剰量）摂取することにより、高齢者の筋量維持が期待できます。

†新たな筋量制御機構

私たちは食品の機能で健康寿命の延伸を達成すべく、基礎研究を続けています。加齢とともに筋量は低下し、いわゆるロコモティブシンドロームに陥ると考えられています。この名称は二〇〇七年、日本整形外科学会が提唱した運動器機能不全を示すものです。学会のパンフレットに示された次の七つの項目のどれかに当てはまれば、要注意としています。(1) 片脚立ちで靴下が履けない。(2) 家の中でつまずいたりすべったりする。(3) 階段を上がるのに手すりが必要である。(4) 家のやや重い仕事が困難である（掃除機の使用、布団の上げ下ろしなど）。(5) 二kg程度の買い物をして持ち帰るのが困難である。(6) 一五分くらい続けて歩くことができない。(7) 横断歩道を青信号で渡りきれない。

加齢とともに徐々に筋力が衰えていく場合、それを疾病と診断して投薬することは難しく、日々の運動習慣と食生活の改善により衰える速度を減速させる以外に手立てはありません。しかしそこで腰やひざが痛いというような症状が現れると運動を続けることは難しく、骨格筋はさらに衰えていきます。そのときにこそ食品成分の有効活用が重要です。

そこで私たちが着目したのが筋細胞の表面に局在するβ_2アドレナリン受容体でした。脂肪細胞の表面には類似した構造を持つβ_3アドレナリン受容体が存在しますが、骨格筋ではβ_2アドレナリン受容体が重要な働きをしています。これはアドレナリン、ノルアドレナリンなどが結合することにより活性化されるGタンパク質共役型の受容体で、カテコールアミン類に代わってこの受容体に結合する合成薬物クレンブテロールが開発されており、この薬物を実験動物やヒトに投与すると骨格筋量が増加することが確認されています。

現在、この薬物はドーピング対象薬物とされ、アスリートが服用することは許されていません。クレンブテロールと同様にβ_2アドレナリン受容体に作用する成分が食品に含まれていれば筋量の増強が期待できますが、そのような食品成分は見出されていません。

そこで私たちが次に着目したのが、この受容体と同じく骨格筋に発現するGタンパク質共役受容体であるTGR5という分子です。TGR5は二一世紀になってから、血液中の胆汁酸を結合する受容体として発見され、まだ解析が進んでいません。TGR5はβ_2アドレナリン受容体と同様のシグナル分子（cAMPという分子）を細胞内に伝達します。つまり別の経路を活性化し、骨格筋量を増加させるシグナルを伝達することが期待されます。

4　胆汁酸受容体TGR5の可能性

†胆汁酸と胆汁酸受容体TGR5

胆汁酸については第5章で簡単に触れていますが、ヒトは肝臓において一日六〇〇mg〜一g程度のコレステロールを合成することができます。私たちは食事からも数百mgのコレステロールを摂取しているため、毎日一g前後のコレステロールが体内に蓄えられていますす。この量と同程度のコレステロールを毎日体外に排泄しなければ、コレステロール太りとなってしまいます。

そこで使い古したコレステロールを肝臓に集積し、これを胆汁酸へと異化（形を変換）します。コレステロールは炭素数二七の複雑な構造をした化合物です。肝臓で炭素原子三個を取り除いて炭素数二四の胆汁酸へと異化し、最終的には糞へと排出することにより、体内のコレステロール出納は均衡を保っています。

私たちが食事をすると、摂食刺激に伴い胆嚢が収縮し、そこに含まれる胆汁酸が小腸上部へと分泌され、食事由来の脂溶性成分は胆汁酸により乳化（ミセル形成）され、脂質分解

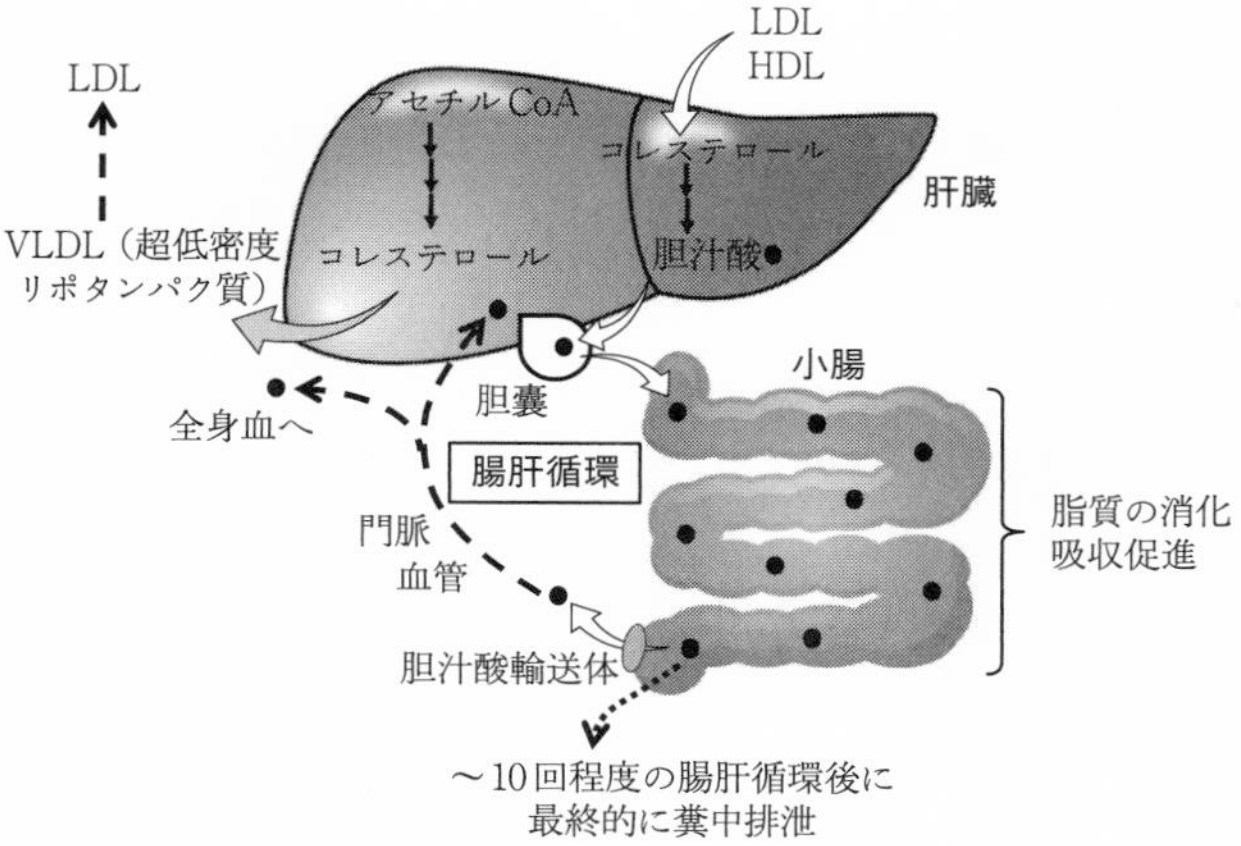

図41　胆汁酸の腸肝循環

酵素により消化されます。胆汁酸は脂溶性成分の消化・吸収を促しつつ小腸下部にたどり着き、そこで特異的な輸送体によりおよそ九五％程度が門脈へと吸収されます。

そののち肝臓へと輸送され、新たに異化された胆汁酸とともに再び小腸へと分泌されます。こうして小腸と肝臓の間を循環することから、この現象を「腸肝循環」と呼びます（図41）。腸肝循環を一〇回程度繰り返したのち、胆汁酸は糞中に排泄されます。

小腸下部で吸収された胆汁酸の一部は肝臓に運ばれず、そのまま全身の血流へと流れ込みます。摂食直後、全身の血液中の胆汁酸濃度は急激に上昇し、これは「摂食シグナル」、すなわち「まもなく全身にエネルギーが十分に供給される」という情報を伝えるシグナルと考えることができます。

胆汁酸受容体による筋量の調節

この摂食シグナルを認識するのが胆汁酸受容体TGR5です。これはほぼ全身の組織に存在しています。私たちは、特に骨格筋に存在しているTGR5が血液中の胆汁酸を結合し、筋細胞に筋量を上昇させるシグナルを伝達することを証明するため、マウスの骨格筋にヒトTGR5遺伝子を導入したトランスジェニックマウスを開発しました。遺伝子導入していないマウスと比べて、トランスジェニックマウスの骨格筋ではヒトTGR5が数倍多く発現しており、血液中の胆汁酸からのシグナルの頻度も高くなります。

TGR5トランスジェニックマウスと遺伝子導入していないマウス（野生型と呼びます）を比較すると、複数の筋肉（腓腹筋《ひふくきん》〔ふくらはぎの筋肉〕、大腿四頭筋）で一〇〜一五％程度の重量増加が認められました。

私たちが通常用いる実験用マウスの平均寿命は三年弱ほどですが、約二年間マウスを飼育し、三カ月ごとに筋力を調べました。マウスはヒトのように握力計をつかむことはできないため、その代わりに前肢で金網をつかませて尻尾を引っ張り、どのくらいの張力までしがみつくかという測定を行います。

マウスでは九ヵ月齢で筋力が最大となり、それ以降は加齢に伴い筋力は低下しました。ヒトと同じく青年期に筋力が最大になり、どの月齢でもトランスジェニックマウスの筋力は有意に上昇していました。つまり作業仮説通り、β_2アドレナリン受容体と同じくTGR5も胆汁酸を結合したのちに筋細胞に同様のシグナルを伝達して筋量を上昇させ、その結果として筋力も増強されることがわかりました。一方、逆にTGR5遺伝子を欠損したマウスをアメリカの研究機関より譲渡していただき、同様の筋量・筋力を調べる実験を行ったところ、正常マウスに比べて筋量・筋力ともに有意に低いことが確認されました。これにより骨格筋にTGR5が多いと筋量・筋力は上昇し、欠損すると低減することが実証されました。

†骨格筋における胆汁酸受容体TGR5の役割

私たちはTGR5トランスジェニックマウスを開発したことにより、筋量を調節する機能をもつ新たな標的分子を見出すことができました。摂食後、血液中の胆汁酸濃度が急増することは先に述べましたが、これに伴い骨格筋に「筋量を増大せよ」というシグナルが伝えられたと考えることができます。摂食→胆汁酸分泌→血中胆汁酸濃度上昇→骨格筋胆汁酸受容体TGR5の活性化→筋量・筋力増強という新たな生理応答カスケードは、非常に理にかなっていると言えます。

TGR5トランスジェニックマウスでは、複数の筋肉で一〇～一五％程度の重量増加が認められました。これが運動機能に及ぼす影響を期待し、斜度のあるベルトコンベアを走行させるトレッドミル運動を試みましたが、期待に反して持久力が増すという結果は得られませんでした。そのため筋量・筋力と持久力には必ずしも相関関係はないと言えます。

骨格筋は体を支えるだけでなく、血糖値が上昇する際にはグルコースを大量に取り込み、糖質代謝を正常化するという重要な役割を果たすことは先に述べました。そこでトランスジェニックマウスに高脂肪食を長期（八週間）投与し、肥満状態にしたところ、血糖値も大幅に上昇しましたが、正常マウスと比較してその数値に差はみられませんでした。

この状態では高血糖によりインスリンの働きが悪くなり、耐糖能異常に陥っています。このようなマウスを用いて経口的にグルコースを投与したのち、経時的に採血し、血糖値の推移を測定する経口グルコース負荷試験を行いました。経口投与後に血糖値は上昇し、およそ三〇分で最高値となります。その後一二〇分程度観察すると、血糖値は投与前と同じレベルまで下がります。

正常マウスと比べてトランスジェニックマウスでは最高血糖値が低く、二時間後には血糖値が有意に低下しました。これは筋量が増えたことにより血液中のグルコースを効率よ

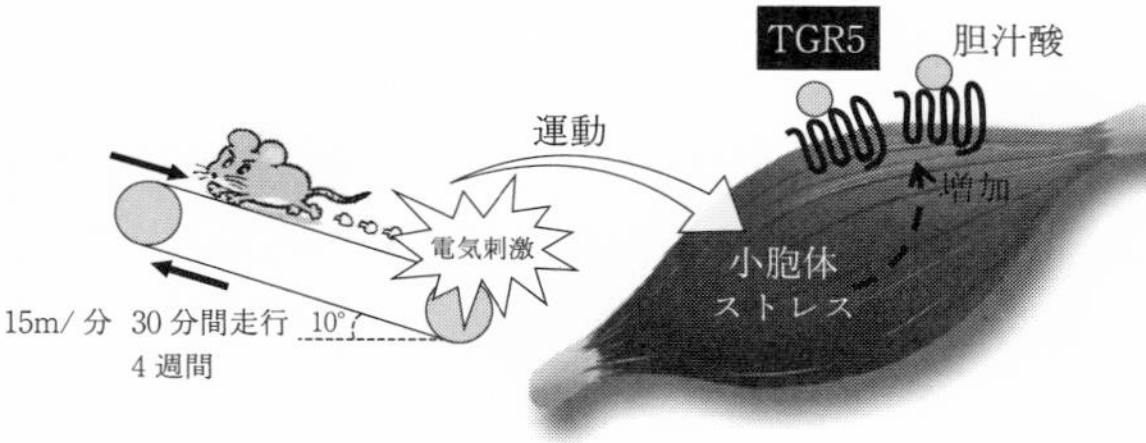

図 42　運動負荷による骨格筋 TGR5 増加

く取り込み、血糖値を調節することを示しています。

以上のように骨格筋にＴＧＲ５が増えると筋量・筋力が増強され、さらには糖代謝を改善することが示されました。そこで正常マウスに何かしらの生理的刺激、あるいは薬物投与をすると骨格筋のＴＧＲ５が上昇するかという課題を設定し、さまざまな試験をしました。その結果、マウスをトレッドミル上で運動させると直後からＴＧＲ５の遺伝子発現が上昇することが確認されました。

トレッドミルは斜度を一〇度に設定し、毎分一五ｍの速度でベルトを回転させ、毎日三〇分間、マウスに坂道走行させました。毎分一五ｍは時速九〇〇ｍに相当します。成人は時速四km程度で歩行しますので、体の大きさを考えるとこれは非常に速い速度です。さらには斜度一〇度の坂道走行ですから、マウスにとってはかなりタフな運動を課したことになります。

私たちはそのメカニズムの解明も行いました（図42）。運動で負荷をかけると骨格筋細胞では小胞体ストレスと呼ばれる生理応答が起こり、このストレスがTGR5遺伝子発現を増加させます。この生理応答も非常に合目的です。私たちは運動負荷により筋量が増強されることを体感しています。そこではさまざまな因子が関与しますが、骨格筋で胆汁酸受容体TGR5量が増えて血液中の胆汁酸を効率よく結合し、筋細胞内に筋量を増強するシグナルを伝えています。

食後に上昇する血液中の胆汁酸はTGR5を刺激して筋量を増強するシグナルを伝達し、運動後にはTGR5自体の発現量が増加し、そのシグナルを骨格筋に効率よく伝えて筋量を増強する方向に導くと私たちは考えています。長らく、血液中の胆汁酸の生理機能については詳しいことがわかっておらず、それほど顕著な作用を持たないとも考えられてきましたが、胆汁酸受容体の発見から十数年で新たな生理機能が明らかにされつつあります。私たちの研究成果もその一つを提示したものであると自負しています。

†筋量増加効果をもつ機能性食品成分の探索――私たちの試み

先ほども述べたように、胆汁酸によって胆汁酸受容体TGR5が活性化されると、筋量・筋力増強の方向へと導かれることが明らかになりました。胆汁酸は石鹼と同じく両親媒性物質で油と水になじむことができますが、これを口から直接飲むことはできません。

そこで私たちは、食品に含まれる成分の中からTGR5に結合し、細胞内にシグナルを伝達する化合物を探索することにしました。

分子生物学的手法によりヒトTGR5遺伝子を培養細胞に導入して細胞表面に発現させ、この受容体が活性化されるかどうかを定量的に測定する方法を開発しました。五〇〇種類程度の食品に含まれる化合物の精製標品を集め、一つずつ培地に添加し、応答が見られるものを探すという方法をとりました。その結果、本来の結合因子である胆汁酸よりわずかに弱い結合力ではありましたが、柑橘成分のノミリンが見つかりました。ノミリンは柑橘類に特異的に含まれ、固有の構造を持つ化合物であるリモノイド類に属し、これまでにも抗ウイルス、殺ウイルス、抗菌、抗腫瘍、抗マラリアなどさまざまな効果が報告されています。

柑橘植物内でノミリンはオバキュノンへと代謝されますが、この二種類のリモノイドはTGR5に良好に結合することが確認されました。柑橘植物内でノミリンは主に種・果皮に含まれますが、私たちが食する果肉ではノミリンに糖（グルコース）が結合した配糖体の形で存在します。種・果皮は脂溶性環境であるため糖がついていない形でノミリンは存在しますが、果肉部位は水溶環境であるため糖が付加されることによりノミリンに親水性が付与され、果肉部位に溶け込むことができます。

私たちは柑橘類の果肉部位を食べるため、摂取する際は配糖体として口に入ることになります。文献によると、配糖体として摂取したリモノイドは消化管内で糖が切断されたのちに吸収されますが、その吸収率は高くありません。そこで柑橘類の果肉部位から配糖体ノミリンを精製し、糖が付加していないノミリンとＴＧＲ５への結合力を比較したところ、糖が付加するとノミリンはＴＧＲ５にほとんど結合しないことがわかりました。これにより柑橘類の果肉を食べてノミリンを摂取するよりも、種などから抽出したアグリコンを摂取するほうが効果的であると結論付けました。

私たちが調べた限りでは、ノミリンはユズの種子に豊富に含まれていました。ユズには通常、一粒の果実に三〇個ほどの種が含まれており、種子はどちらかというと廃棄物として扱われています。そこから有効成分を抽出し、付加価値を高めることは資源の有効活用にもつながります。ただし、ノミリンを摂取する際には注意が必要です。糖が付加したノミリンは無味ですが、糖が付加していないアグリコンには強烈な苦味があります。この苦味はオレンジジュースなど柑橘果汁を製造する過程で問題視されており、リモノイド類はイオン交換樹脂などで除去される場合もあるほど厄介者扱いされてきました。ノミリンを活用した食品を創製する場合、苦味を抑える技術を駆使する必要があります。

ここでは骨格筋におけるＴＧＲ５の機能について述べましたが、脂肪組織を構成する脂肪細胞にもＴＧＲ５は存在しています。特に、熱産生に寄与する褐色脂肪細胞でＴＧＲ５に胆汁酸が結合すると複数の遺伝子の発現が上昇し、盛んに発熱が起こります。こうしてエネルギーが熱として放散されることにより、抗肥満効果が発揮されます。実際、マウスに高脂肪食を長期間投与する際にノミリンを添加すると、体重上昇が著しく抑制されました。

ＴＧＲ５は、小腸下部から大腸にかけて腸管に存在するＬ細胞に多く発現していることが知られています。Ｌ細胞上のＴＧＲ５に胆汁酸が結合すると細胞内にシグナルが伝達され、ペプチドホルモンの一種類であるグルカゴン様ペプチド－１（ＧＬＰ－１）の分泌が促されます。Ｌ細胞にはＴＧＲ５と同じく七回膜貫通領域を持つＧタンパク質共役受容体が複数存在しており、糖や脂肪酸を認識してＧＬＰ－１の分泌を促します。ＧＬＰ－１は血流に乗り膵臓《すいぞう》に届き、インスリンの分泌を促します。

膵臓では血糖値が上昇する前にあらかじめＧＬＰ－１がシグナルを伝達し、インスリン分泌を促します。ヒトが食事を摂取すると消化された糖質・脂肪酸が小腸・大腸に到達し、小腸に分泌された胆汁酸も小腸・大腸のＬ細胞に到達します。

つまり、これらＧタンパク質共役受容体はＧＬＰ－１の分泌を介し、まもなく血糖値が上昇することを膵臓に伝達していることになります。このような重要な役割を演じる因子は通常、体内で速やかに分解されます。GLP－1の場合、血液中にDPP－Ⅳという分解酵素が存在しており、これが速やかにGLP－1を切断し、失活させてしまいます。

GLP－1は膵臓のみならず脳、胃、全身でさまざまな代謝改善効果を発揮することから、糖尿病治療の主要な標的となっています。こうした背景から開発された糖尿病治療薬、DPP－Ⅳ阻害剤は現在、臨床の現場で多用されています。

胆汁酸受容体に結合する食品成分が多様な生理作用を有するGLP－1の分泌を促進することにより、糖代謝改善を発揮します。代謝改善効果を介して生活習慣病の予防が期待され、さらには骨格筋の肥大化を招くことから健康寿命の延伸にも寄与することが大いに期待されます。柑橘成分ノミリンを機能性食品素材として製品化することに複数の食品企業が興味を持っています。

第8章
この食品が健康寿命を延ばす！――食習慣から変える

1　腸内フローラを彩り豊かに保つには

†長寿者の腸内細菌叢

一〇〇歳を超える長寿者の健康状態についての研究により、長寿者の腸内細菌には特徴があることがわかりました。まず大腸内では小腸上部に胆囊から分泌された胆汁酸が流れ込み、これは一次胆汁酸と呼ばれます。一次胆汁酸が大腸まで届き、腸内細菌の作用で一部構造が変換されたものが二次胆汁酸と呼ばれます。

長寿者の大腸内の胆汁酸を調べると、イソアロリソコール酸という特殊な二次胆汁酸が検出されます。イソアロリソコール酸には強い抗菌作用と感染症への抵抗性があり、これが長寿につながると考えられています。

長寿者にはイソアロリソコール酸を産生する腸内細菌種が多く存在しています。近年の研究で、腸内細菌の顔ぶれが健康に大きな影響を及ぼすことが徐々に明らかになっています。今後は長寿者の食生活の詳細が解析され、どのような食生活・食材が健康な腸内細菌叢《そう》(腸内フローラ)を導くのかが明らかにされることでしょう。

†腸内細菌の役割

私たちの腸管に住み着いている腸内細菌数は一〇〇兆個(推定値にはそれぞれ幅があります)とも言われ、体を構成する細胞数をはるかに上回っています。その総重量は一~二kgと推定されており、お腹にそれほどの重量の細菌を抱えていることになります。腸内細菌の重要性についてはこれまでも議論されてきましたが、その実態を解明することが難しく、これが腸内細菌のサイエンスを停滞させていました。

DNA配列を迅速かつ安価に、そして大量に解析できる技術が発達した結果、数千種類ともいわれる腸内細菌がどのくらいの数、どのような種類分布で腸管内に生息しているかを定量的に評価できるようになりました。また、潰瘍性《かいようせい》大腸炎やクローン病など原因が定かでなかった消化器系疾患が、腸内細菌叢の乱れに起因していることも明らかにされています。さらにはそのような疾患の対症療法として、健常な腸内細菌叢を持つ他人（多くの場合は親族）の便を移植することが有効であることまで示されています。善玉菌と呼ばれる細菌をバランスよく保持した腸内細菌叢を持つことが、健康につながります。

善玉菌には乳酸菌、乳児の腸内に多く存在するビフィズス菌などがあります。一般的な成人の腸内では、細菌の約二〇％が善玉菌であると言われています。大半の腸内細菌は嫌気性であるため大腸で生育しますが、乳酸菌は通性嫌気性で多少の酸素があっても生育するため、小腸（大腸に比べて口腔に近いので酸素が存在している）でも生育する性質を持っています。

善玉菌の多くはビタミン類の生成（ビタミンB群、ビタミンKなど）、免疫応答の強化などに寄与します。その対極にある悪玉菌は全腸内細菌の一〇％程度を占め、腸内で有害物質の生成に関与し、腸内の腐敗の原因となります。最も多く、七〇％程度を占める細菌類は日和見菌と類別されますが、その生理的役割については未知なる部分が多く残っています。このように多様性に富んだ細菌がまるで「お花畑（フローラ）」のように腸内に生育することから、腸内細菌叢は「腸内フローラ」と呼ばれるようになりました。

†食物繊維と腸内細菌

食品中の食物繊維はとても重要です。現代人は加工食品を口にする機会が増え、繊維質の摂取量が落ちています。一日二四g以上摂取するのが理想といわれていますが、最近では成人で一八g程度しか摂取できていません（二〇一九年国民健康・栄養調査）。食物繊維は「ヒトの消化酵素で分解されない食物中の総体」と定義されていますが、その多くは消化酵素で分解しきれない糖質（多糖類）であり、吸収率は低く低カロリーです。食物繊維は胃・小腸を通過して大腸へと達すると、善玉菌にとって格好の餌になります。

腸内細菌が餌として未消化糖質を利用すると、酢酸《さくさん》（炭素数二）、プロピオン酸（炭素数三）、酪酸（炭素数四）といった炭素数が少ない脂肪酸（短鎖脂肪酸）を産生します。短鎖脂肪酸が増えると腸内は酸性に傾き、腸内での有害物質の産生が低下します。また短鎖脂肪酸は大腸から吸収されて種々の遺伝子発現に影響を与え、大腸がん発症の原因となる遺伝子の暴走を抑制します。さらには体内に取り込まれたのち、血流に乗って脂肪組織にたどり着き、短鎖脂肪酸を認識する受容体を活性化し、脂肪燃焼を促進して抗肥満効果を発揮します。

偏食あるいは高脂肪食の摂取を続けると特定の細菌の割合が増え、バランスの良い腸内細菌叢が維持できなくなり、これが種々の疾患発症の引き金になると指摘されています。また、ストレスも腸内細菌叢を変化させます。腸内フローラを彩り豊かに保つことが腸内健康につながります。私たちが口にする食事は、腸内細菌を養っていることを自覚する必要があります。

†善玉菌ビフィズス菌を増やす母乳オリゴ糖

第3章で述べたように、哺乳類のミルクには子の成長に必要なすべての栄養素がバランスよく配合されています。ヒトの母乳には牛乳とは異なり、糖質としては乳糖のほかにオリゴ糖が豊富に含まれています。

オリゴ糖は単糖が三つ以上連なった糖質です。特定保健用食品としてもオリゴ糖を含むものが製品化されており、「おなかの調子を整える」という用途が謳われています。砂糖と比べると甘みは弱いものの消化されにくいため低カロリーで、便通を改善し、カルシウムなどのミネラル吸収を向上させるなどの効果があります。

ヒト成人の腸内細菌の一〇%程度はビフィズス菌です。乳児の腸内のビフィズス菌は五〇%以上を占め、離乳後はその数が減少するため、ヒトの母乳にはビフィズス菌を増やす未知の因子が含まれていると予測されていました。乳児期にビフィズス菌が多いと、ワクチンに対する免疫応答・免疫記憶がよくなることも知られています。この未知の因子として、母乳に特に豊富に含まれるオリゴ糖が発見されました。

霊長類の中でもヒトの母乳中のオリゴ糖含有量は高く、糖質の八〇％近くは乳糖で残りの二〇％近くがオリゴ糖です。母乳オリゴ糖は二〇〇種類以上あり、最も多い形は乳糖（グルコース＋ガラクトース）のガラクトース部分にさらにフコースという糖が付いた2'－フコシルラクトースです。

母乳に含まれる乳糖は乳腺でグルコースとガラクトースを結合させ、合成されます。乳の源は血液で、乳一リットルをつくるのに血液四〇〇〜五〇〇リットルが必要とされます。乳をつくる過程で乳糖を合成し、そこにフコースという単糖を付加してオリゴ糖を合成する際には相当量のエネルギーが消費されますが、ヒトの母体はそれを積極的に行っているのですから、そこにはある種の必然性と合目的性があるはずです。それが、母乳オリゴ糖のビフィズス菌増殖作用となります。

新生児はβ－ガラクトシダーゼ活性が高く、乳中に含まれる乳糖を効率よくグルコースとガラクトースに消化し、これらを吸収しています。しかし乳糖にさらに単糖が付加された種々の母乳オリゴ糖はβ－ガラクトシダーゼでは消化されず、大腸までたどり着きます。ここでビフィズス菌の格好の餌となります。

母親が子の腸内でのビフィズス菌生育を願い、体内でエネルギーを費やしてオリゴ糖を合成し、母乳をつくるというのは大変興味深いことです。近年、ヨーロッパでは母乳オリゴ糖を合成し、牛乳由来の人工乳に添加する動きがありますし、日本でも同様の試みがなされつつあります。また、成人にとっても母乳オリゴ糖にはさまざまな健康効果が期待されており、今後のさらなる研究成果が待たれます。

†腸内細菌が食品成分の機能を高める

大豆にはゲニステイン、ダイゼイン、グリシテインと三種類のイソフラボンが含まれています。第6章でイソフラボン類が女性ホルモン様活性を示すことについて述べましたが、その順番は強い順にゲニステイン、ダイゼイン、グリシテインとなります。最近の研究で、腸内細菌の中でダイゼインを代謝してエコール（エクオール）という化合物に変換する細菌が存在することが明らかになりました（図43）。

エコールはエストロゲン様活性がゲニステインより強いか、あるいはほぼ同程度の活性を持ちます。研究結果によってばらつきはありますが、大豆製品を摂取する日本人・韓国人・中国人のうち三〇〜五〇％の人がダイゼインからエコールを産生することができ、欧米人ではその割合は有意に低いことがわかっています。つまりエコール産生能のある人ほ

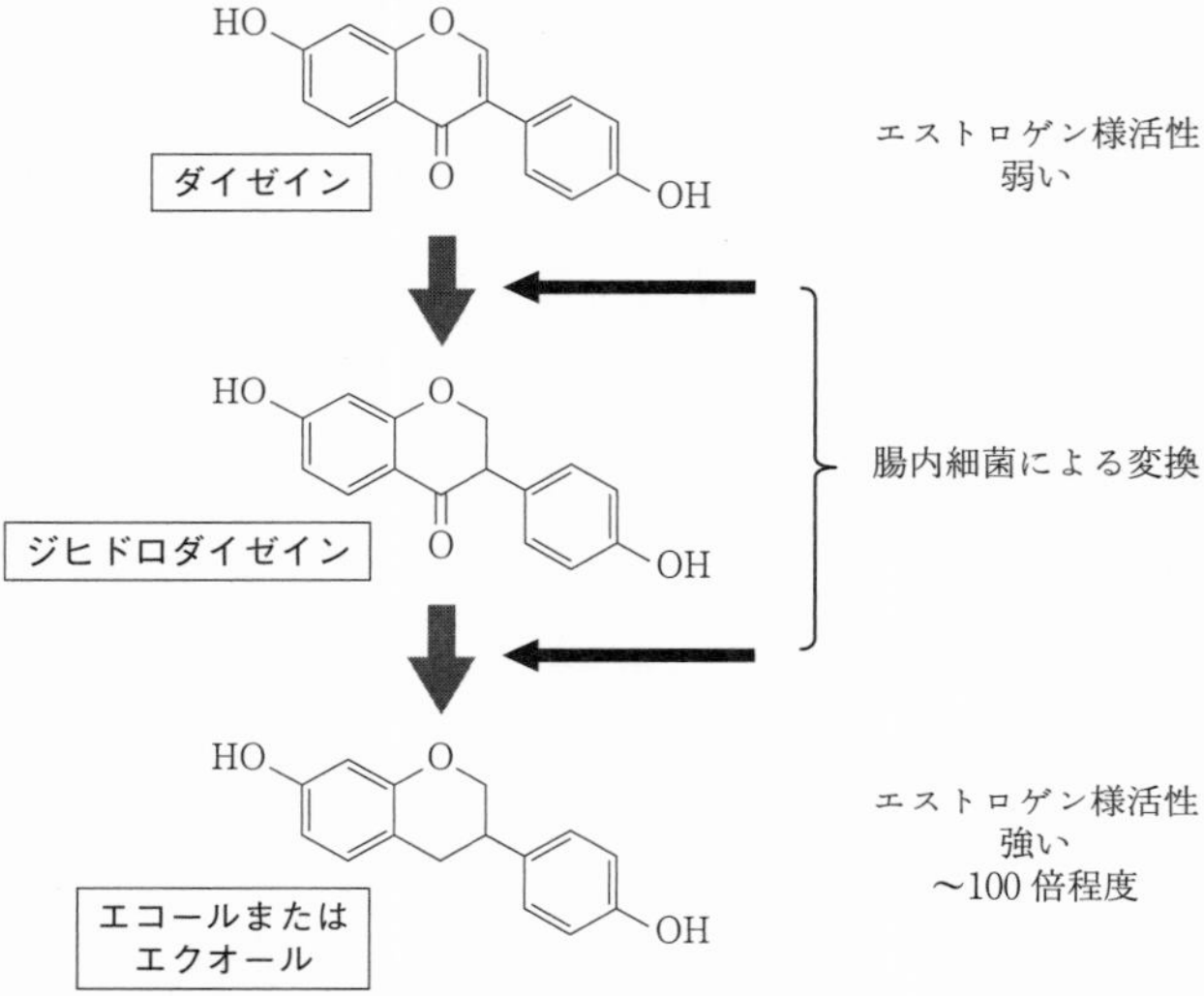

図43　腸内細菌によるダイゼインの変換

ど、大豆の健康効果を存分に享受できるということになります。

実際にエコール産生能の高い人ほど大豆摂取による骨代謝改善効果、脂質代謝改善効果が顕著であると報告されています。日本をはじめとする東アジア地域の民族は大豆を食材として賢く活用してきた結果、その健康効果をよりよく享受できるようになりました。エコール産生能のない人のために（産生能がある人にも適用）、ダイゼインをエコールに変換したイソフラボンが機能性食品として製造・販売されています。

これまで、食品の機能を検証する際には食品に含まれる成分の機能を追跡するのが定石でしたが、ここで紹介したエコールのように本来は大豆に含まれない成分が腸内細菌の力を借りてダイゼインから生成され、機能を発揮するという現象は大変興味深いものです。食品の中には数多くの化合物が含まれますが、それらがさらに腸内細菌により代謝された二次代謝産物の数は無限であり、私たちの腸管内で想像もつかないようなことが起こっている可能性があります。

また、発酵食品についてはその発酵過程で、腸内細菌の作用と類似した現象が進行している可能性も大いにあります。発酵食品の健康効果を物質レベルで検証できる日も近いでしょう。

2　老化と向き合うには

†老化ペースには個人差があり、若い時期から老化は進む

最近、個人の老化ペースを評価した興味深い論文が発表されました。これは、ニュージーランド南島のダニーデン市で一九七二～七三年に生まれた一〇三七人の市民を、二六歳から四五歳までの二〇年間にわたって追跡した研究です。

この研究ではHbA1c値（血糖値評価指標）、心肺機能、腎機能、免疫機能など一九種類の測定データから老化ペースを算出しています。その結果、一年経過すると二・四四歳老化が進んだ人がいる一方で〇・四歳しか老化が進まない人もいることがわかりました。また、老化速度の速い人は見た目も実年齢より老けて見え、不健康に見えるということも示されています。

たとえば小学校の同窓会に出席すると、同級生なのか先生なのか区別がつかない人がいて、老化速度が一様ではないことを感じたりします。ここで大事な点は、青年期以降の老化速度には個人差があり、中年期から健康指標となるバイオマーカー値を正常値に維持する食生活、運動習慣を心がけることが健康寿命の延伸へとつながるということです。また、介護が必要になる原因として脳血管疾患（脳卒中）が高い割合を占めていますので、中年期に生活習慣病の発症リスクを低く抑えることも重要です。高齢期になってから心を入れ替えたのでは遅すぎるとも言えます。

†老化とは――老化細胞の出現

本書では健康寿命の延伸について、骨格筋量を維持し、自立活動ができる期間を一日でも長くするという観点から述べてきましたが、当然のことながら骨格筋量を適度に維持するだけでは自立活動能を保持することはできません。中高年以降に種々の生活習慣病（脳卒中、糖尿病など）を重症化させないよう適度な運動を継続し、適切な栄養素摂取を心がけることが必要です。また、生活習慣病の予防は認知症の予防にも有効です。

近年、老化についての研究は大きく進展しており、そこから新たな概念が次々と提示されています。たとえば加齢に伴い腎臓機能が低下したという場合、それは腎臓を構成する細胞が一様に老化するわけではなく、まず数個の細胞で老化が始まり、さらに周辺に老化細胞が増えていった結果であると考えられています。

生命活動に伴い、体内では活性酸素種（ROS）が産生され、細胞を傷つけます。また紫外線、化学物質などによりDNAが損傷を受けることもあります。これらの機会は年を経るにつれて積み重なっていきますので、老化細胞数は加齢とともに増えることになります。老化細胞は活性が低下し、消滅していけばよいのですが、細胞老化関連分泌形質（SASP）と呼ばれるサイトカイン、ケモカインなどを分泌して周りの細胞に慢性炎症を引き起こし、この刺激が周辺細胞の老化を促すと考えられています。またSASPは分泌する細胞自身にも働きかけ、老化をより進行させる役割も果たします。つまりSASP分泌を介して、老化細胞が周りの正常細胞の老化を促しているということです。

†老化細胞の除去――セノリシス

この新しい概念を支持する知見として、次のような実験結果があります。まず、ある種の細胞に放射線を照射してDNAを傷つけ、老化様細胞を人工的につくりだします。これをマウス体内に注入し、一方でコントロールマウスには放射線を照射していない正常細胞を注入します。一ヵ月後、その後の変化を観察すると、老化細胞注入マウスでは歩行速度の鈍化、持久力、筋力の低下が有意に認められ、老化が進行していることがわかります。また、さらに一定期間追跡すると寿命の短縮が観察されます。

つまり組織全体の老化の火付け役となるのは散在する少数の老化細胞で、これにより老化は促進されます。さらに同様の試験で老化細胞注入マウスに高脂肪食を長期間与えると、老化速度はさらに早まり、高カロリー食は老化を早めると言えます。また、これらの老化細胞を駆逐すれば老化の進行を遅らせることができると予想されます。老化細胞を除去することをセノリシス（senolysis）と呼び、最近の研究で、これにより老化の進行が抑制されることが明らかにされつつあります。

すべての細胞は、細胞内の種々の成分を分解するリソソームという細胞内小器官を持ちます。細胞は自身の活動・増殖のためにタンパク質・脂質を合成しますが、それと同時に不要となった成分をリソソームで消化・分解します。リソソームはいわば、分解工場として機能しています。

細胞内では通常、pHが中性付近に維持されるのに対してリソソーム内ではpHが低く、酸性になっています。リソソームには多数の分解酵素が含まれ、その大半はpHが低い環境下で分解活性が発揮されるようになっています。これは何かの拍子にリソソームから分解酵素が細胞質に漏れ出て、中性pH付近で細胞内の必要な成分を勝手に分解してしまうことを防ぐためと考えられています。

ところが細胞が老化することに伴いリソソーム膜は脆弱となり、リソソームの内容物が漏れ出て細胞質のpHが弱酸性化していきます。老化細胞内が酸性化しても大丈夫かというと、そうではありません。老化が進むにつれてリソソームからの漏出が亢進すると不必要な細胞内分解が進み、やがて老化細胞自身が死に至ります。

老化細胞は自身を保護するため、pHが下がりすぎないよう工夫をします。細胞内にはアミノ酸のグルタミンをグルタミン酸に変換させるグルタミナーゼという酵素が存在し、アンモニアを発生させます。アンモニアはpHを上昇させるため、老化細胞内が強酸性に傾かないように働きます。こうして老化細胞は自身の生存のため、グルタミナーゼ発現を上昇させています。実際、幼若マウスと老齢マウスの組織の細胞内グルタミナーゼ発現量を比較すると、老齢マウスで高いことが知られています。

これらの知見により、グルタミナーゼ活性の阻害剤を用いると老化細胞ではpHが低下し続けて細胞死が引き起こされ、セノリシスが実現します。また正常細胞ではグルタミナーゼ活性を阻害しても重篤な影響は出ないと考えられており、グルタミナーゼ阻害剤を加齢マウスに投与すると肥満性糖尿病、動脈硬化症、および非アルコール性脂肪肝の症状改善に有効であることがわかりました。このようにセノリシスを引き起こす成分をセノリティクスと呼び、老化細胞を除去して抗老化を引き起こすことが期待されています。

†抗老化作用をもつ食品成分セノリティクス

細胞増殖を抑制する因子として知られているp16、p21は老化細胞で発現が上昇し、これらの発現を抑制する化合物はセノリティクスとしての機能を発揮することが予想されます。また老化細胞によって分泌され、周辺細胞の老化を促す種々のSASPの発現・分泌を抑える化合物もセノリティクスの候補化合物と考えられています。こうして見出されたのがダサチニブという薬物と玉ねぎなどに含まれるケルセチン（フラボノイド類）を混ぜた合剤、あるいはイチゴなどに含まれるフィセチン（フラボノイド類）です。これらはいずれも食品由来のフラボノイド類を含んでいるうえに、経口的に投与することで効果を発揮します。
特にケルセチンは玉ねぎなどに含まれ、日常的な食生活で摂取量の多い食品成分です。またフィセチンについては、新型コロナウイルスに感染させた加齢マウスにフィセチンを投与したところ、高い確率で死亡を抑制するという研究結果が示されました。セノリシスにより炎症反応が低下し、感染により産生された抗体がウイルス駆除能力を高め、結果的に死亡率を下げたということです。

ケルセチンとフィセチンはいずれも、細胞内で種々のタンパク質をリン酸化する複数のリン酸化酵素の活性を抑制することにより、このような機能を発揮すると理解されています。また、老化細胞を体内に注入した老化促進マウスにケルセチンを含む合剤を投与すると歩行速度、筋力が有意に改善されました。同様に二〇カ月齢のマウス（マウスの寿命は二年余程度ですので高齢マウスです）に四週間、ケルセチンを含む合剤を経口投与したところ歩行速度の上昇、筋力の増加が認められました。

この合剤の投与により寿命の延長も確認されています。歩行速度の上昇、筋力の増加は骨格筋機能維持による自立活動時期の延長、つまり健康寿命延伸に結びつくものです。以上の知見は食品成分の機能が侮《あなど》れないものであることを示す興味深い研究成果です。

こういった最新の研究成果を紹介するとすぐにでも健康寿命が延び、一〇〇年人生をまっとうできそうな気になりますが、ことはそう簡単ではありません。私たちの体内で生じる老化細胞は必ずしも、加齢でのみ産生されるものではありません。私たちが組織的な傷害を負ったとき、時間経過とともに治癒・快復しますが、このときにも障害部位付近では老化細胞が出現し、治癒の手助けをします。障害からの快復には老化細胞の出現が必要であり、老化細胞の出現を一様に抑えることについてはさらに精査が必要でしょう。つまりセノリティクスが諸刃の剣とならないよう、その効果が健康維持・増進へと向かうためのプロトコールを樹立する必要があります。

複数のフラボノイド類が抗老化による健康寿命の延伸に役立つということは、食の力を賢明に利用し、健康維持を図ることの重要性を示唆しています。時間経過とともに徐々に進行する老化は正常な生命現象であり、病気のように薬で治すものではなく、日常的な食生活の中で食品成分を賢く活用して、その進行を遅らせることは有効であると言えます。

3　健康寿命を延ばすための食のアドバイス

身体ロコモーション機能維持のため、骨格筋量を増進する働きが期待される食品成分を含む製品はすでに販売されており、分岐鎖アミノ酸を豊富に含有した製品やタンパク質消化・吸収を上昇させる処理をした乳タンパク質を主成分とした製品などが挙げられます。また、高濃度の多価不飽和脂肪酸（EPA／DHA）摂取、ビタミンD摂取、唐辛子成分のカプサイシン摂取が筋量増強に結びつくと報告されており、これらの成分を含む機能性食品の登場も予想されます。私たちが発見した柑橘成分のリモノイド類（ノミリン、オバキュノン）、あるいは複数のトリテルペン類（オレアノール酸、ベツリン酸等）には骨格筋において筋タンパク質合成を促進する効果があります。加齢に伴い十分な運動を継続できなくなったときに、筋量維持のために「運動をする」のではなく、種々の機能性食品を摂り、「運動を食べる」ことが現実化しつつあります。

筆者は二〇一四年度から二〇一八年度まで、内閣府が府省連携による分野横断的な取組を推進する目的で開始した戦略的イノベーション創造プログラム（SIP）の第一期でプロジェクトチームを組み、次世代農林水産業創造技術に関する研究を行いました。

次世代農林水産業創造技術推進委員会のプロジェクトディレクターは北海道大学大学院農学研究院・野口伸教授が務められ、私たちが所属するサブグループのディレクターは東京大学名誉教授の阿部啓子先生が務められました。このサブグループの中の一つである

「機能性農林水産物・食品による身体ロコモーション機能維持に着目した科学的エビデンスの獲得及び次世代機能性農林水産物・食品の開発」という課題のグループの代表を私が務め、十数か所の大学、研究所に所属する研究者と研究チームを形成し、食品企業とも共同研究を進めて食品の開発・社会実装を行いました（https://www8.cao.go.jp/cstp/gaiyo/sip/iinkai/nougyou_10/siryo5.pdf）。

私たちグループは企業との共同研究で、オリーブの搾りかすに含まれる主要なトリテルペンであるマスリン酸の機能の解析を行いました。シャーレ上で培養した骨格筋細胞あるいはマウスへの投与実験で、骨格筋細胞内で筋タンパク質合成が上昇することを実証しました。

また兵庫県立大学・永井成美教授の行ったヒトへの投与実験では、大変興味深い結果が得られています。地域在住の高齢者に中強度のレジスタンス運動（弾性バンドトレーニング、スクワットなど）を行っていただき、朝食後に一二週間、オリーブ果実エキスゼリーを摂取していただいたところ、オリーブ果実エキスを含まないゼリーを摂取したプラセボ群との比較で体幹、上腕、左腕の筋量がいずれも有意に上昇していました。ここで大事なのは、運動との組み合わせで効果が得られているということで、マスリン酸は運動の効果をより増強させるという効果が確かめられています。このゼリーは現在、機能性表示食品として市販されています。

一方、持久力向上を目指した機能性食品としては、すでに市場に出回っているカテキンを豊富に含む飲料などを挙げることができます。また本書で挙げたフラボノイド類、レスベラトロール、ヌートカトンなどもＡＭＰキナーゼを活性化し、持久力向上を導く機能性食品の商品化が期待されます。

これら運動の効能を模倣した作用を発揮する食品成分（リモノイド類、レスベラトロール、カテキンなど）を含む製品を私たちは「運動機能性食品」と命名しました。今後は信頼度の高い科学的エビデンスを明確に提示し、その実効性について信用を高めることが何より大事となります。また上述した抗老化作用を持つ食品成分、ケルセチン、フィセチンの活用も現実化する可能性を秘めています。

今世紀半ばには高齢者が人口の四〇％を占めることから、健康寿命の延伸に資する食品が活用されることは国民のＱＯＬを向上させるという観点からも大きな意味を持ちます。医薬の力で健康寿命を延ばそうとするのは必ずしも賢明ではありません。医薬の介入は医療費増大に結びつき、その結果として平均寿命が延びればさらに医療費は増大します。食の力を活用し、加齢とともに徐々に忍び寄る身体機能の低下を防ぐことは医療費の増大を招かず、賢明な試みと言えます。

ひざ痛、腰痛などで二〇〇〇～三〇〇〇歩程度しか歩行できない高齢者が、運動機能性食品の力を借りて骨格筋に五〇〇〇歩程度歩いたかのような履歴を刻めれば、身体ロコモーション機能を維持し、健康寿命を延伸することが期待できます。やがて「運動をする」から「運動を食べる」という時代が来るかもしれません。

†老化を遅らせ健康寿命を延ばす食習慣・食品は？

老化を遅らせることが一義的に健康寿命を延ばすとは言えませんが、高い相関があることはたしかです。七〇歳になっても早歩きできる人は余命が長いことを示しましたが、どのような食材を摂ることが長寿へとつながるのでしょうか。

☞ 豆類五〇g（納豆一パック）、玄米茶碗一杯、手のひら半分のナッツ類などを摂取し、畜肉消費を抑えましょう。

二〇二二年、そのような疑問に答える論文が発表されました。さまざまな食材が寿命におよぼす影響を評価すると、寿命を延伸する最も効果的な食材は豆類（二〇〇gまたは一〇〇g／日）、その次が全粒穀物（二二五gまたは一三七・五g／日）、ナッツ類（二五gまたは一二・五g／日）と続きます。全粒穀物は精米していない玄米、オートミールなどを指します。

また、畜肉を摂らないこと（〇または五〇g／日）が寿命延伸につながると示されています。毎夕食に納豆一パックを食べることを習慣にしている筆者にとって、豆類がトップにランクインしていることは心強い限りです。豆類は一日の推奨値の半分の一〇〇gでも十分に効果が期待できるとされています。日本人は一日およそ五〜六〇gの豆類を摂取しており、その九〇％以上は大豆です。納豆一パックはおよそ五〇gですので、納豆、豆腐などを今まで以上に積極的に摂取して一〇〇gに近づけることは可能です。茶碗一杯の玄米はおよそ一五〇gですので、玄米への切り替えは効果が期待できます。ナッツ類は手のひら一杯で二五g程度ですので、間食の際にアーモンド、栗、クルミ類を摂ることも良いでしょう。お肉は全く口にしないのは苦しいので、五〇g以下を目指しましょう。

☞ 現在の食事に、小さめのサツマイモ一本ほど余分に摂ることで食物繊維を増やしましょう。動物性脂肪を減らし、ヨーグルト一カップを摂りましょう。

長寿者における腸内細菌の重要性を述べ、細菌叢の多様性を維持することの大切さについて解説しました。そのためには偏った食生活を避け、食物繊維（イモ類、豆類、海藻類）を理想値の二四gに近づけるべく、あと六g程度多く摂ることが必要です。六gの食物繊維は二〇〇g程度のサツマイモから得ることができます。また、母乳に含まれるオリゴ糖がビフィズス菌の生育を促すことも述べました。腸内環境を整え、腸内フローラを健康に保つためにも、腸内細菌を腸内で飼育しているという気持ちを持つことは大事でしょう。高脂肪含有食を実験動物に投与すると悪玉菌が増え、老化を早めることが指摘されており、脂肪摂取量を控えめにすることには意味があります。乳酸菌、ビフィズス菌などのプロバイオティクスを含むヨーグルト製品などを一〇〇～二〇〇g積極的に摂ることも腸内環境を整え、免疫活性の維持に役立つことも示されています。

☞ 筋量を維持するために、良質なタンパク質を含む、大豆製品、乳・卵製品、魚介類を積極的に摂りましょう。

第6章では大豆の優れた成分とその機能について紹介しました。タンパク質を豊富に含み、脂質代謝改善、抗肥満効果があります。加齢に伴い、骨格筋でのタンパク質合成能は低下して筋量低下を招きます。歳をとるにつれて食事量は減少しますが、必要とされるタンパク質量は成人のそれと同じレベルです。食事由来のタンパク質の消化・吸収効率も加齢とともに低下しますので、良質のタンパク質を積極的に摂ることが必要となります。良質タンパク質を供給する食材として、大豆、大豆製品、卵、乳製品、魚介類が考えられます。畜肉も良質タンパク質を含みますが、五〇g以下と前述しているのでここでは割愛します。分岐鎖アミノ酸が骨格筋におけるタンパク質合成を促す作用を持つことからも、後期高齢者の方はサプリメントなどで補給することも有効でしょう。大豆製品は和食に欠かせない主要な食材でもあります。伝統的な日本型食生活を継承するという意味でも摂取を心がけましょう。

☞ 色のついた野菜（さらに七〇g）や果物（さらに一〇〇g）を摂る習慣をつけましょう。同時にコーヒー（五杯程度まで）、緑茶を習慣的に適量摂りましょう。

本書では随所で、ポリフェノール類にさまざまな機能があることを紹介してきました。食品の三次機能の多くは、食品中の微量非栄養素であるポリフェノール類に起因しています。老化を抑制するセノリティクスとして見出されたケルセチン（玉ねぎなど）、フィセチン（イチゴなど）、抗老化作用が話題となったレスベラトロール（ブドウ果皮）もポリフェノール類です。食材の色素成分の多くはポリフェノール類であり、色のついた野菜や果物を十分量摂ることは重要です。野菜類の一日の摂取目標は三五〇g程度とされていますが、平均摂取量は二八〇g程度です。今より七〇g程度多く摂取することを心がけましょう。また果物の一日摂取目標量は二〇〇gとされていますが、実際の摂取量は半分程度で一〇〇g程今より余分に摂ることが望まれます。さらに大豆に含まれるイソフラボンは閉経後の女性にとって女性ホルモンの代わりとなり、骨粗鬆症、虚血性心疾患などの発症を遅らせることが期待されます。また、高齢男性で増加が懸念される前立腺がんの発症の予防にも貢献します。また、緑茶に含まれるカテキン類も多様な健康機能を持つフラボノイド類ポリフェノールです。日本人の日常的な食生活の中で主要なポリフェノール供給源となっているのはコーヒー、緑茶という調査結果があり、これらの飲料を習慣的に適量摂取することも大事です。コーヒーは一日五杯程度を上限に楽しむことが推奨されています。

☞ **高齢期からは、筋量維持のために乳清タンパク質、分岐鎖アミノ酸等を含む機能性食品、サプリメント等を利用し、運動を食べましょう。**

自立活動期間を少しでも長くするには老化スピードを遅らせ、介護原因の上位に位置する脳血管疾患を中年期に発症させないことが必要です。また、高齢に達してからも習慣的な運動と健全な食生活を心がけることが重要です。しかし加齢により食が細くなり、栄養素の吸収率も全般的に低下することから、高齢者にとって食生活の改善だけでは不十分となることも考えられます。そのような状況下では機能性食品成分を含む食品、サプリメントを活用することも一助となるでしょう。そこでは私たちが見出した各種トリテルペン類（柑橘成分のノミリン、オリーブ由来のマスリン酸等）を活用することも考えられますし、タンパク質合成を促す分岐鎖アミノ酸等をサプリメントとして補給し、「運動を食べる」ことも賢い選択となるでしょう。

さらにカロリー制限食により老化速度が遅くなり、寿命の延伸につながることが古くより知られています。ただし高齢になってカロリー制限をすることに意味はありません。この機構を説明する分子として、サーチュインという長寿遺伝子に注目が集まっています。サーチュイン活性化にはNAD（ニコチンアミドアデニンジヌクレオチド）が必要ですがNADの吸収率は低く、その前駆物質であるNMN（ニコチンアミドモノヌクレオチド）の投与によりサーチュインが活性化されることが確認されています。現時点ではNMNは大変高価ですが、調製法の改良により安価で供給されるようになれば、カロリー制限することなく老化速度を抑えることが可能になるでしょう。

健康寿命延伸に結びつく食品成分・化合物の研究・開発は日々発展を遂げています。特に後期高齢者（七五歳以上）においては、食が細り通常の食生活では健康維持が難しくなることから、これらのサプリメントを活用してでも、自立活動が可能な時期を一日でも延ばすことが大事です。

☞ **ウォーキングは二〇〇〇歩ごとに死亡リスクを下げます。数千歩を時速三・五㎞程度**

で歩く習慣をつけましょう。「歩こう♪歩こう♪私は元気♪」と心の中で歌いつつ。

本書では食生活と並行して大事な運動習慣についてはほとんど語ってきませんでした。最後に、ウォーキングの歩数と健康に関する二〇二二年の興味深い論文を紹介したいと思います。

イギリスにおいて四〇歳から七九歳の成人約八万人の一日の歩行数と死亡リスクの関係を解析しています。七年間の追跡調査の過程で一三二五人が癌で、六六四人が心臓血管疾患で死亡しています。この調査の結果、一日一万歩までは歩数が多いほど、癌死亡、心臓血管疾患死亡、全死亡のリスクが低いことがわかりました。また、二〇〇〇歩多いごとに、癌死亡リスクは一一％、心臓血管疾患死亡リスクは一〇％、全死亡リスクは八％低下するという結果で、少ない歩数でもそれなりの効果が認められました。一方、一万歩を超えて歩いても効果はほとんど上がりませんでした。さらにどの死亡リスクも、毎分八〇歩程度の歩行速度がもっとも効果的な速度でした。一歩を七〇cmとすると時速三・四km、八〇cmとすると時速三・八kmに相当します。これら数字から計算すると、可能であれば一万歩を目標に、二時間程度で歩く習慣が理想です。この習慣を毎日行うのが厳しい時には、二〇〇〇歩ごとに効果が認められることを心の支えに、少ない歩数でもウォーキングを続けることは健康維持、健康寿命の延伸に繋がることが期待されます。

あとがき

二〇二〇年からのコロナ禍による世界的な食糧生産の低下により、新たに一億三〇〇〇万人が飢餓状況に陥る可能性があると国連は予測しています。さらに追い打ちをかけるようにロシアのウクライナ侵攻により、両国からの小麦輸出が滞り、食料品の価格も高騰しました。このような突発的な食糧危機が生じる前から、二〇五〇年にはGlobal protein crisis（世界タンパク質危機）が訪れると警鐘が鳴らされていました。

二〇二二年世界人口は八〇億人に達したと報告され、二〇五〇年代には一〇〇億人近くになると予想されています。ヒトは生命活動をするためにはタンパク質を食料から摂る必要があります。ヒトの体の約六〇％は水分で占められていますが、残りのおよそ半分程度はタンパク質でできています。一〇〇億人のヒトに必要なタンパク質を供給することが危ぶまれるという警鐘がGlobal protein crisisです。農業生産を増加させるには限界があり、さらなる耕地開拓による乱開発は気候変動を招く危険性があります。同時に地球規模で地下水が乱用されている結果、将来的に農業に必要な水資源が十分に確保できなくなると言われています。

タンパク質危機を考える際には、どのような食材からタンパク質源を摂るかも大きな問題となります。牛肉一kgを生産するために、飼料として穀物が六〜二〇kg消費されます。さらに穀物生産と肉牛飼育に必要な水の総量は牛肉一kg当たり一・五tと驚愕の数字が算出されています。タンパク質危機状況下でタンパク質源として動物性タンパク質源に依存するのは賢明でないことは明白です。今後は植物性タンパク質源に依存する必要が高まるとともに、さらに代替源として昆虫、藻類なども想定されています。

このような地球規模での危機的状況の中で、食料自給率の低い日本がどのようにしてタンパク質資源を確保するかは喫緊の課題と言えます。これからの数十年の間に、限られたタンパク質資源でどのようにして栄養状態を保ちながら健康を維持していくかを考えることが、国家レベルでも、そして個人レベルでも必要とされるときがきます。

こうしたタンパク質危機が訪れるまでのしばらくの間、二一世紀前半を生きる私たちが食生活を健全化させ、健康寿命を少しでも延ばしてＱＯＬ（生活の質）の向上を図ることは賢明と言えます。さらに今後はタンパク質危機への対応策として、食材に栄養的価値を付加する加工技術（フードテック）が開発され、さまざまな新規食品、食材が供給される社会になることが予想されます。そのような劇的な変化が待ち受ける近未来に十分適応するためにも、「食」への理解と知識を身につけ、自身の健康を管理する術を多くの国民が持つことが望まれます。「食」の重要性がますます高まるのが二一世紀中盤に向けて世界的な潮流となることでしょう。そのような食に差し迫る危機的な状況の中で、本書が健康と食について沈思する機会となってくれることを望みます。

本書の出版をお引き受けいただき、適切なご指摘、ご助言をいただきました筑摩書房・新書編集長の松田健さまに深謝申し上げます。また、新書を認《したた》めることを促してくださった奈良女子大学名誉教授・小城勝相先生、出版へのご助言を賜わりました徳島大学名誉教授・武田英二先生に厚く御礼申し上げます。

二〇二三年二月

佐藤隆一郎

ちくま新書
1723

健康寿命《けんこうじゅみょう》をのばす食《た》べ物《もの》の科学《かがく》

二〇二三年四月一〇日　第一刷発行

著者　佐藤隆一郎（さとう・りゅういちろう）

発行者　喜入冬子

発行所　株式会社 筑摩書房
東京都台東区蔵前二-五-三　郵便番号一一一-八七五五
電話番号〇三-五六八七-二六〇一（代表）

装幀者　間村俊一

印刷・製本　株式会社 精興社

ISBN978-4-480-07549-9 C0243

ちくま新書

1115
カラダが変わる！　姿勢の科学
石井直方
猫背、肩こり、腰痛、冷え性に悩む人必読！　人体の仕組み、姿勢と病気の関係などを科学的に解説し、効果的なトレーニングを多数紹介する。姿勢改善のバイブル。

1109
食べ物のことはからだに訊け！
——健康情報にだまされるな
岩田健太郎
○○を食べなければ病気にならない！　似たような話はたくさんあるけど、それって本当に体によいの？　巷にあふれる怪しい健康情報を医学の見地から一刀両断。

982
「リスク」の食べ方
——食の安全・安心を考える
岩田健太郎
この食品で健康になれる！　危険だから食べるのを禁止する？　そんなに単純に食べ物の良い悪いは決められない。食品不安社会・日本で冷静に考えるための一冊。

570
人間は脳で食べている
伏木亨
「おいしい」ってどういうこと？　生理学的欲求、脳内物質の状態から、文化的環境や「情報」の効果まで、さまざまな要因を考察し、「おいしさ」の正体に迫る。

1447
長生きの方法　○と×
米山公啓
高齢者が血圧を下げても意味がない？　体にいいものを食べてもムダ？　自由で幸せな老後を生きるために知っておきたい、人生100年時代の医療との付き合い方。

726
40歳からの肉体改造
——頑張らないトレーニング
有吉与志恵
肥満、腰痛、肩こり、関節痛。ストレスで胃が痛む。そろそろ生活習慣病も心配。でも忙しくて運動する時間はない……。それなら効果抜群のこの方法を、どうぞ！

1070
めざせ！　日本酒の達人
——新時代の味と出会う
山同敦子
史上最高の美味しい日本酒に出会えるこの時代！　驚くほどバラエティ豊かな味の出そろった新時代に、好みの味に出会うための方策を伝授。あなたも達人になれる！

ちくま新書

1537
定年後の作法
林望
定年後の年の取り方に気を付けよう！　無駄なことに時間を使ったり、偉そうにしたりするのではなく、適度に清潔で品のある人にみられるための方法を伝授する。

1453
人間のトリセツ
——人工知能への手紙
黒川伊保子
ＡＩと人間は、こんなに違う‼　黎明期からのＡＩ開発研究者が断言する、ほんとうの境界とは。「人工知能に何をさせないか」が分かる、人類初のトリセツ。

1456
精神科医が教える 聴く技術
高橋和巳
人の話を聴くことは難しい。精神科医であり、多くのカウンセラーを育てた著者が教える「聴く技術」。四つのステップに分けて、事例と共にわかりやすく解説する。

1505
発想の整理学
——ＡＩに負けない思考法
山浦晴男
人間にしかできない発想とは何か？　誰もがもつ能力を最大限に引き出し答えを導く。ビジネス、研究活動、そして日常生活でも使える創造的思考法を伝授する。

1652
だからフェイクにだまされる
——進化心理学から読み解く
石川幹人
人がフェイクニュースや嘘にだまされてしまう7つの心理的トリックを取り上げ、「疑う」態度を身につけることを推奨し、かつ社会的制度作りも必要なことを説く。

1667
子どもに学ぶ言葉の認知科学
広瀬友紀
ヘンテコな答えや言葉遣いには、ちゃんと意味がある。子どもの、あるいは人間一般の心の働き、認知のしくみ、言葉の法則や性質について、楽しく学べる一冊。

988
キレる女　懲りない男
——男と女の脳科学
黒川伊保子
脳の回路特性を知れば、男と女はもっとわかり合える。職場では人材活用の参考書となり、恋愛指南本として使え、夫婦の老後の備えともなる究極の男女脳取扱説明書。

ちくま新書

1387 ゲノム編集の光と闇
——人類の未来に何をもたらすか
青野由利
世界を驚愕させた「ゲノム編集ベビー誕生」の発表。生命の設計図を自在に改変する最先端の技術を基礎から解きほぐし、利益と問題点のせめぎ合いを真摯に追う。

1425 植物はおいしい
——身近な植物の知られざる秘密
田中修
季節ごとの旬の野菜・果物・穀物から驚きの新品種、香りの効能、認知症予防まで、食べる植物の「すごい」「おもしろい」「ふしぎ」な話題を豊富にご紹介します。

1542 生物多様性を問いなおす
——世界・自然・未来との共生とSDGs
高橋進
SDGs達成に直結し、生物資源と人類の生存基盤とを包摂する生物多様性。地球公共財をめぐる旧来の利益第一主義を脱し、相利共生を実現するための構図を示す。

1607 魚にも自分がわかる
——動物認知研究の最先端
幸田正典
魚が鏡を見て、体についた寄生虫をとろうとする⁉「魚の自己意識」に取り組む世界で唯一の研究室が、動物の賢さをめぐる常識をひっくり返す！

1644 こんなに変わった理科教科書
左巻健男
えっ、いまは習わないの？　かいちゅうと十二指腸虫の写真入り解説、有精卵の成長観察、解剖実験などはなぜ消えたのか。戦後日本の教育を理科教科書で振り返る。

1264 汗はすごい
——体温、ストレス、生体のバランス戦略
菅屋潤壹
もっとも身近な生理現象なのに誤解されている汗。大量の汗では痩身も解熱もしない。でも上手にかけばメリットも多い。温熱生理学の権威が解き明かす汗のすべて。

1297 脳の誕生
——発生・発達・進化の謎を解く
大隅典子
思考や運動を司る脳は、一個の細胞を出発点としてどのように出来上がったのか。30週、20年、10億年の各視点から、その小宇宙が形作られる壮大なメカニズムを追う！

ちくま新書

970 遺伝子の不都合な真実
——すべての能力は遺伝である
安藤寿康
勉強ができるのは生まれつきなのか？ IQ・人格・お金を稼ぐ力まで、「能力」の正体を徹底分析。行動遺伝学の最前線から、遺伝の隠された真実を明かす。

1018 ヒトの心はどう進化したのか
——狩猟採集生活が生んだもの
鈴木光太郎
ヒトはいかにしてヒトになったのか？ 道具・言語の使用、文化・社会の形成のきっかけは狩猟採集時代にあった。人間の本質を知るための進化をめぐる冒険の書。

1186 やりなおし高校化学
齋藤勝裕
興味はあるけど、化学は苦手。そんな人は注目！ 原子の構造、周期表、溶解度、酸化・還元など必須項目をやさしく総復習し、背景まで理解できる「再」入門書。

557 「脳」整理法
茂木健一郎
脳の特質は、不確実性に満ちた世界との交渉のなかで得た体験を整理し、新しい知恵を生む働きにある。この科学的知見をベースに上手に生きるための処方箋を示す。

363 からだを読む
養老孟司
自分のものなのに、人はからだのことを知らない。たまにはからだのことを考えてもいいのではないか。口から始まって肛門まで、知られざる人体内部の詳細を見る。

434 意識とはなにか
——〈私〉を生成する脳
茂木健一郎
物質である脳が意識を生みだすのはなぜか？ すべてを感じる存在としての〈私〉とは何ものか？ 人類に残された究極の問いに、既存の科学を超えて新境地を展開！

1419 夫婦幻想
——子あり、子なし、子の成長後
奥田祥子
愛情と信頼に満ちあふれた夫婦関係は、いまや幻想なのか。不安やリスクを抱えつつも希望を見出そうとして苦闘する夫婦の実態を、綿密な取材に基づいて描き出す。

ちくま新書

1324 サイコパスの真実　原田隆之

人当たりがよくて魅力的。でも、息を吐くようにウソをつく……。そんな「サイコパス」とどう付き合えばいいのか？　犯罪心理学の知見から冷血の素顔に迫る。

1108 老人喰い ――高齢者を狙う詐欺の正体　鈴木大介

オレオレ詐欺、騙り調査、やられ名簿……。平均貯蓄額2000万円の高齢者を狙った、「老人喰い＝特殊詐欺犯罪」の知られざる正体に迫る！

784 働き方革命 ――あなたが今日から日本を変える方法　駒崎弘樹

仕事に人生を捧げる時代は過ぎ去った。「働き方」の枠組みを変えて少ない時間で大きな成果を出し、家庭や地域社会にも貢献する新しいタイプの日本人像を示す。

377 人はなぜ「美しい」がわかるのか　橋本治

「美しい」とはどういう心の働きなのか？「合理性」や「カッコよさ」とはどう違うのか？　日本の古典や美術に造詣の深い、活字の鉄人による「美」をめぐる人生論。

881 東大生の論理 ――「理性」をめぐる教室　高橋昌一郎

東大生は理詰めで、知的で、クールなの？　東大の論理学講義で行った対話をもとにして、その発想、論法、倫理にふれる。理性の完全性を考えなおす哲学エッセイ。

906 論語力　齋藤孝

学びを通した人生の作り上げ方、社会の中での自分の在り方、本当の合理性、柔軟な対処力――。『論語』の中には、人生に必要なものがすべてである。決定的入門書。

1329 京都がなぜいちばんなのか　島田裕巳

京都の神社仏閣にはそれぞれに歴史と、謎がある。その謎を解いていくことで、京都のいまだ隠された魅力を見つけ、人を惹きつけてやまない源泉を明らかにする。

1532
医者は患者の何をみているか
——プロ診断医の思考
國松淳和
プロ診断医は全体をみながら細部をみて、病気の起きている理屈を考え、自在に思考を巡らせている。病態把握のために「みえないものをみる」、究極の診断とは？

1163
家族幻想
——「ひきこもり」から問う
杉山春
現代の息苦しさを象徴する「ひきこもり」。閉ざされた内奥では何が起きているのか？〈家族の絆〉という神話に巨大な疑問符をつきつける圧倒的なノンフィクション。

1584
認知症そのままでいい
上田諭
「本人の思い」を大切にしていますか？　治らなくていい、と知れば周囲も楽になれる。身構えずに受け入れるためのヒントを、認知症の専門医がアドバイスします。

1340
思考を鍛えるメモ力
齋藤孝
メモの習慣さえつければ、仕事の効率が上がるだけでなく思考が鍛えられる。基本のメモ力から、攻めのメモ力の技術、さらに大谷翔平等から学ぶ「鬼のメモ力」とは。

1140
がん幹細胞の謎にせまる
——新時代の先端がん治療へ
山崎裕人
人類最大の敵であるがん。iPS細胞に代表される進歩著しい幹細胞研究。両者が出会うことでうまれた「がん幹細胞理論」とは何か。これから治療はどう変わるか。

1333-6
長寿時代の医療・ケア
——エンドオブライフの論理と倫理
【シリーズ　ケアを考える】
会田薫子
超高齢化社会におけるケアの役割とは？　介護現場を丹念に調査し、医者、家族、患者の苦悩をすくいあげ、人生の最終段階における医療のあり方を示す。

1397
知っておきたい腹痛の正体
松生恒夫
中高年のお腹は悲鳴を上げています。急増するストレス性の下痢や胃痛、慢性便秘、難治性疾患……。専門医が、痛みの見分け方から治療、予防法まで解説します。

1333-1
持続可能な医療
――超高齢化時代の科学・公共性・死生観
【シリーズ ケアを考える】
広井良典
高齢化の進展にともない増加する医療費を、将来世代にこれ以上ツケ回しすべきではない。人口減少日本の最重要課題に挑むため、医療をひろく公共的に問いなおす。

1333-2
医療ケアを問いなおす
――患者をトータルにみることの現象学
【シリーズ ケアを考える】
榊原哲也
そもそも病いを患うとは、病いを患う人をケアするとはどういうことなのか。患者と向き合い寄り添うために、現象学という哲学の視点から医療ケアを問いなおす。

1333-3
社会保障入門
【シリーズ ケアを考える】
伊藤周平
年金、医療、介護。複雑でわかりにくいのに、この先も不透明。そんな不安を解消すべく、ざっくりとその仕組みを教えます。さらには、労災・生活保障の解説あり。

1333-4
薬物依存症
【シリーズ ケアを考える】
松本俊彦
さまざまな先入観をもって語られてきた「薬物依存症」。第一人者が、その誤解をとき、よりよい治療・回復支援方法を紹介。医療や社会のあるべき姿をも考察する一冊。

1415
双極性障害【第2版】
――双極症Ⅰ型・Ⅱ型への対処と治療
加藤忠史
統合失調症と並ぶ精神疾患、双極性障害（双極症）。この病気の性格と対処法とはどのようなものか。最新の研究成果と豊富なQ&Aを収めたロングセラーの第2版。

1500
マンガ 認知症
ニコ・ニコルソン
佐藤眞一
「お金を盗られた」と言うのはなぜ？ 突然怒りはじめるのはどうして？ 認知症の人の心の中をマンガで解説。読めば心がラクになる、現代人の必読書！

1663
間違いだらけの風邪診療
――その薬、本当に効果がありますか？
永田理希
鼻・のど・咳・発熱などの不調が出た時、病院に行きますか？ どんな薬を飲みますか？ 昔の常識は今の非常識。敏腕開業医が診断と治療法のリアルを解説します。

ちくま新書

1592
リンパのふしぎ
――未病の仕組みを解き明かす
大橋俊夫
全身の血管と細胞のすき間を満たし流れるリンパは、病気を未然に防ぐからだの仕組みに直結している。免疫力、癌治療、水分摂取……研究の最新情報を豊富に紹介。

766
現代語訳 学問のすすめ
福澤諭吉
齋藤孝訳
諭吉がすすめる「学問」とは？ 世のために動くことで自分自身も充実する生き方を示し、激動の明治時代を導いた大ベストセラーから、今すべきことが見えてくる。

861
現代語訳 武士道
新渡戸稲造
山本博文訳・解説
日本人の精神の根底をなした武士道。その思想的な源泉はどこにあり、いかにして普遍性を獲得しえたのか？ 世界的反響をよんだ名著が、清新な訳と解説でいま甦る。

877
現代語訳 論語
齋藤孝訳
学び続けることの中に人生がある。――二千五百年間、読み継がれ、多くの人々の「精神の基準」となった古典中の古典を、生き生きとした訳で現代日本人に届ける。

912
現代語訳 福翁自伝
福澤諭吉
齋藤孝編訳
近代日本最大の啓蒙思想家福沢諭吉の自伝を再編集&現代語訳。痛快で無類に面白いだけではない。読めば必ず、最高の人生を送るためのヒントが見つかります。

1348
現代語訳 老子
保立道久訳・解説
古代中国の古典「老子」。二千年以上も読み継がれてきたそのテキストを明快な現代語に解きほぐし、老子像を刷新。また、日本の神話と神道の原型を発見する。

890
現代語訳 史記
司馬遷
大木康訳・解説
歴史書にして文学書の大古典『史記』から「権力」と「キャリア」をテーマにした極上のエピソードを選出し、現代語訳。「本物の感触」を届ける最上の入門書。